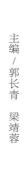

中医速查宝典系列

主编／郭长青　梁靖蓉

小儿推拿

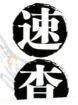

速查

U0189358

中国科学技术出版社
·北京·

图书在版编目（CIP）数据

小儿推拿速查 / 郭长青、梁靖蓉主编 . — 北京：中国科学技术出版社，2020.8

ISBN 978-7-5046-8724-1

Ⅰ . ①小… Ⅱ . ①郭… ②梁… Ⅲ . ①小儿疾病—推拿 Ⅳ . ① R244.15

中国版本图书馆 CIP 数据核字 (2020) 第 122973 号

策划编辑	焦健姿　　韩　翔
责任编辑	黄维佳
装帧设计	佳木水轩
责任印制	李晓霖

出　　版	中国科学技术出版社
发　　行	中国科学技术出版社有限公司发行部
地　　址	北京市海淀区中关村南大街 16 号
邮　　编	100081
发行电话	010-62173865
传　　真	010-62179148
网　　址	http://www.cspbooks.com.cn

开　　本	880mm×1230mm 1/64
字　　数	100 千字
印　　张	5.5
版　　次	2020 年 8 月第 1 版
印　　次	2020 年 8 月第 1 次印刷
印　　刷	天津翔远印刷有限公司
书　　号	ISBN 978-7-5046-8724-1 / R · 2569
定　　价	29.80 元

（凡购买本社图书，如有缺页、倒页、脱页者，本社发行部负责调换）

内容提要

    本书以小儿常见病的推拿治疗方为基础，结合郭长青教授几十年临床推拿经验，进一步施行推拿辨证论治。全书囊括了头面部、胸腹部、四肢部和腰背部等小儿常用的推拿手法，详尽说明其定位、操作手法。读者可根据病症选择治法，进而自行辨证配穴、对症推拿，轻松成为孩子的"保健医生"。本书适合各级推拿医师、推拿爱好者及广大家长参考学习。

前　言

推拿建立在中医学整体观念基础上，以阴阳五行、脏腑经络等学说为理论指导，以手法作用于患者体表的特定穴位，使经络通畅、气血流通，进而调整脏腑功能，最终达到治病保健的目的。

由于小儿肌肤娇嫩、神气怯弱，因此在运用推拿治疗疾病时，要特别注意补泻手法和操作程序，强调轻柔、渗透、平稳、着实。小儿推拿具有见效快、疗效高、简单易学、方便易行、患儿易接受、依从性好等特点，对小儿常见病、多发病均有较好疗效。

根据初学者及小儿家长们的需求，编者结合自身多年的临床推拿实践经验，全面介绍了一系列行之有效且针对性强的小儿实用推拿按摩常用手法与取穴技巧，同时还介绍了包括小儿感冒、发热、消化不良、鼻炎等在内的十余种常见疾病的基础治疗手法，并对疾病进行辨证，结合配伍手法，使治疗更具针对性。本书内容丰富、图解清晰、形象直观、易懂易学，诚意推荐给各级临床推拿医师、推拿爱好者及广大家长。

目　录

第3章 小儿扁桃体炎

第4章 小儿鼻出血

第 5 章　小儿多动症

第 6 章　小儿佝偻病

第 7 章　小儿消化不良

第 8 章　小儿盗汗

第 9 章　小儿失眠

第 10 章　小儿湿疹

第 11 章　小儿荨麻疹

第 12 章　小儿鼻炎

第 13 章　其他

第1章　小儿感冒

　　小儿感冒是感受外邪引起的肺系疾病，常因气候骤变，寒热失调而发病。以发热、恶寒、鼻塞流涕、喷嚏、咽痒为主要症状，多兼有咳嗽，也可伴有呕吐、腹泻、腹胀，或高热惊厥。由于小儿禀赋不足，体质娇嫩，与成人感冒多有不同。病程中可出现兼证，表里、寒热的传变较快，表现为表里同病或寒热互见等。

　　若小儿素体虚弱，脏腑失调，经常反复感冒，称为"复感儿"。

一、基础治疗手法

1. 开天门

患儿仰卧位，术者坐于患儿头侧，两手拇指指腹着力于前额，自印堂（眉心）至神庭（印堂之上，入前发际 0.5 寸）做抹法，称为"开天门"，反复操作 30～50 次。施术时以拇指的近端带动远端，做上下单方向移动，其余四指置于头的两侧，相对固定。

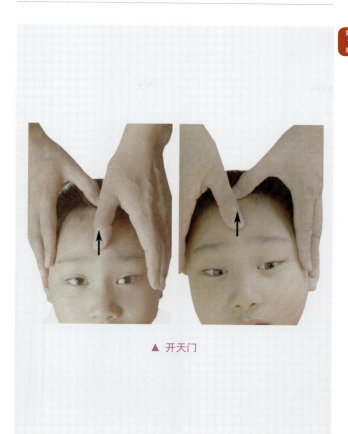

▲ 开天门

2. 推坎宫

患儿仰卧位，术者坐于患儿头侧，两手拇指的桡侧面着力于前额，自眉心向眉梢做分推，称为"推坎宫"，反复操作30～50次。施术时要注意用力均匀，做到轻而不浮、重而不滞，方向由内向外。

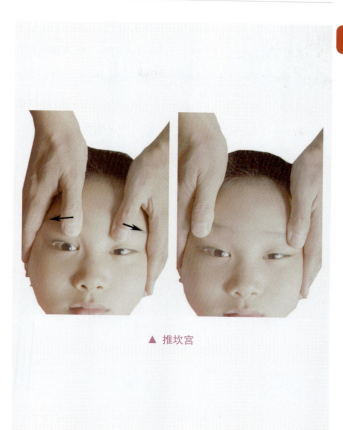

▲ 推坎宫

3. 揉太阳

患儿仰卧位，术者坐于患儿头侧，两手拇指罗纹面紧贴于患儿头部两侧太阳穴（在眉眼后凹陷中）处做环旋揉动，其余四指轻扶于患儿脑后，称为"揉太阳"，反复操作 2 分钟。施术时压力要均匀，动作要协调有节律。此法可有效缓解感冒头痛。

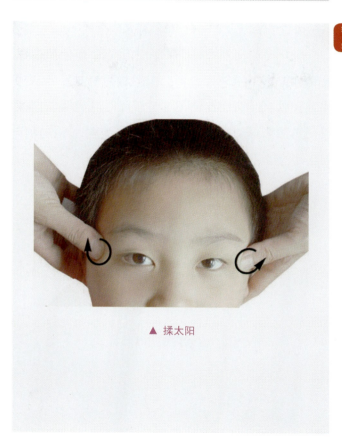

▲ 揉太阳

4. 拿揉风池

患儿坐位，术者站在患儿的后方，一手扶住患儿前额，另一手以拇、食二指罗纹面相对用力拿揉患儿风池穴（颈后枕骨下，位于胸锁乳突肌与斜方肌三角凹陷中），反复操作 2 分钟。注意，本法操作时不可过度用力，以免引起患儿不适。

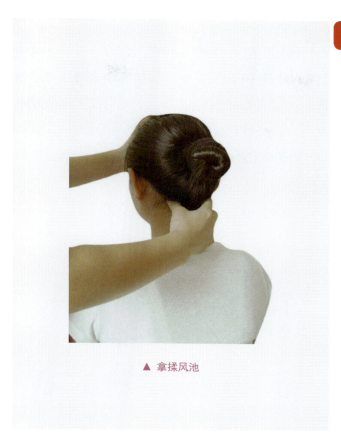

▲ 拿揉风池

5. 拿肩井

患儿正坐位，术者站于患儿后方，双手分别置于双侧肩井（在肩上，位于大椎穴与肩峰连线的中点）部，以拇指与余四指指腹的对合夹力施用提拿法，以患儿能耐受为度，反复操作10～20次。施术时注意前臂放松，手掌空虚，提拿的方向要与肌腹垂直。

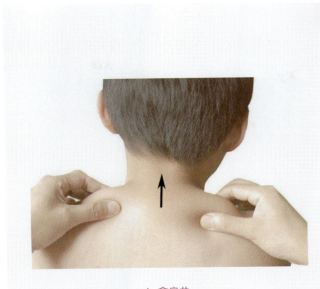

▲ 拿肩井

6. 清肺经

患儿仰卧位，术者站在患儿的侧方，一手扶住患儿前臂，另一手以拇指罗纹面从患儿无名指掌侧指根向指尖方向直推，称为"清肺经"，反复操作100次。注意，施术时用力要均匀，着力部位要紧贴患儿皮肤，沿直线推动。

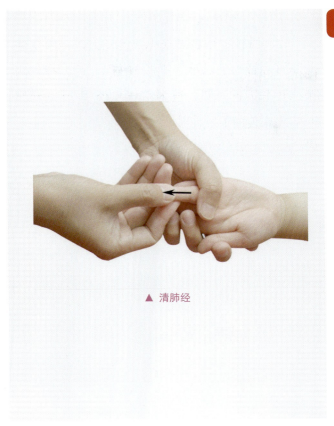

▲ 清肺经

二、辨证论治

（一）风寒感冒

【临床表现】

恶寒发热，无汗，头痛，鼻塞流涕，喷嚏，轻微咳嗽，喉痒，舌偏淡，苔薄白，指纹色淡红。

【配伍手法】

1. 掐二扇门

患儿仰卧位，术者坐在患儿身侧，用两手拇指指甲掐患儿掌背中指根两侧凹陷处，称为"掐二扇门"，反复掐揉 100～300 次。注意，用力应适度，不可掐破患儿皮肤。

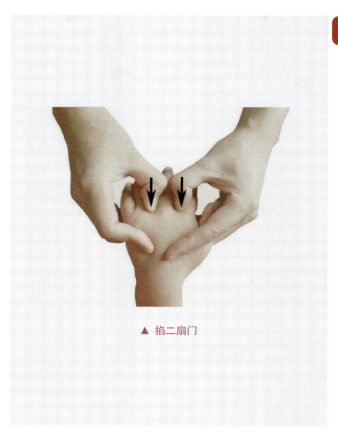

▲ 掐二扇门

2. 揉外劳宫

患儿仰卧位，术者站在患儿的侧方，一手扶住患儿前臂，另一手以拇指指端在患儿外劳宫（在手背侧，第1、2掌骨之间，掌指关节后0.5寸处）穴环旋揉动300次。此法对于风寒感冒效果较好。

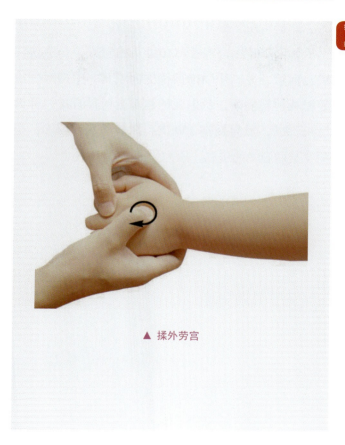

▲ 揉外劳宫

3. 推三关

患儿仰卧位，术者站在患儿的侧方，一手扶住患儿前臂，另一手以拇指桡侧面或食、中指指面沿着患儿前臂桡侧，从患儿的腕部向肘部直推，称为"推三关"，反复操作 200 次。在推动的过程中，指面要紧贴患儿的皮肤，压力要适中。

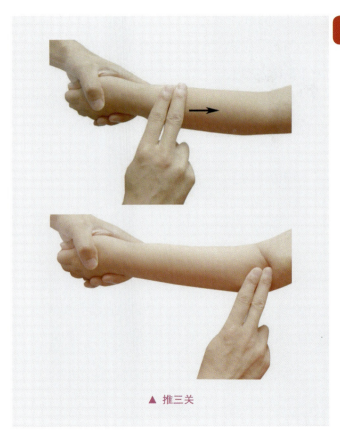

▲ 推三关

（二）风热感冒

【临床表现】

发热重，恶风，有汗或无汗，头痛，鼻塞流脓涕，喷嚏，咳嗽，痰黄黏，咽红或肿，口干而渴，舌质红，苔薄白或薄黄，指纹色浮紫。

【配伍手法】

清天河水

患儿仰卧位，术者站在患儿的侧方，一手扶住患儿的前臂，另一手以食指、中指罗纹面沿着患儿前臂正中自腕推向肘部，称为"清天河水"，反复操作 100 次。注意，着力部位要紧贴皮肤，沿着直线推动，压力适中，做到轻而不浮，重而不滞。

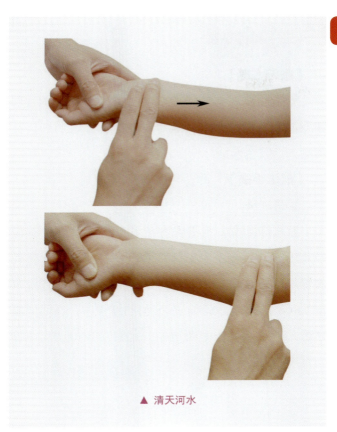

▲ 清天河水

（三）暑湿感冒

【临床表现】

发热无汗，头痛鼻塞，身重困倦，咳嗽不剧，胸闷泛恶，食欲不振，或有呕吐泄泻，舌质红，苔黄腻，指纹色紫。

【配伍手法】

1. 退六腑

患儿仰卧位，术者站在患儿的侧方，一手扶住患儿前臂，另一手以拇指或食、中指指面沿着患儿前臂尺侧，从患儿的肘部向腕部直推，称为"退六腑"，反复操作300次。在推动的过程中，指面要紧贴患儿的皮肤，压力要适中。此法对于一切实热证均有效。

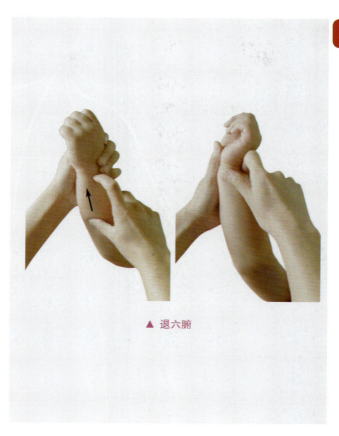

▲ 退六腑

2. 清胃经

患儿仰卧位，术者站在患儿的侧方，一手扶住患儿前臂，另一手以拇指罗纹面从患儿拇指掌侧第一节向指根方向直推，称为"清胃经"，反复操作300次。

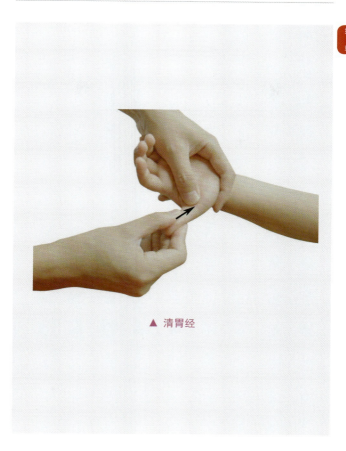

▲ 清胃经

3. 清大肠

患儿抱坐位或仰卧位，术者站在患儿的侧方，一手扶住患儿前臂，另一手以拇指罗纹面在患儿食指桡侧缘，自虎口向食指尖直推 100 次。

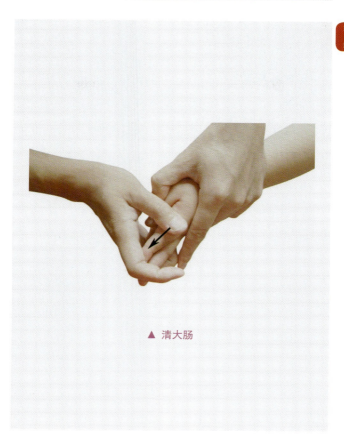

▲ 清大肠

（四）体虚感冒

【临床表现】

汗多不止，食欲差，精力不振，不爱户外活动，舌质淡，脉软弱无力。

【配伍手法】

1. 补脾经

患儿仰卧位，术者站在患儿的侧方，一手扶住患儿前臂，另一手以拇指罗纹面在患儿拇指末节罗纹面上做顺时针方向的旋转推动；也可以将患儿拇指屈曲，术者以拇指罗纹面循患儿拇指桡侧边缘向掌根方向直推，统称"补脾经"，反复操作100次。可治感冒夹有食滞者。

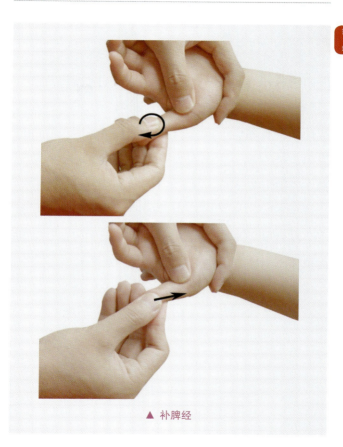

▲ 补脾经

2. 捏脊

患儿俯卧位，术者双手食指抵于背脊之上，再以两手拇指伸向食指前方，合力夹住肌肉，捏起，采用食指向前拇指后退之翻卷动作，二手交替向前移动。自长强穴（尾骨端下，位于尾骨端与肛门连线中点处）起一直捏到大椎穴（后正中线上，位于第 7 颈椎棘突下凹陷中）为 1 次，反复操作 5～6 次。注意，要直线捏，所捏皮肤的厚、薄、松、紧应适宜，捏拿速度要适中，动作轻快、柔和，避免肌肤从手指尖滑脱。

第
1
章

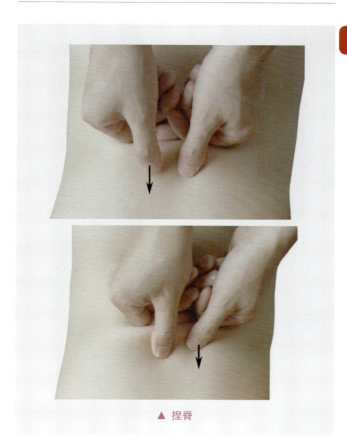

▲ 捏脊

（五）兼证

夹痰

【临床表现】

感冒兼见咳嗽较剧，咳声重浊，喉中痰鸣，苔滑腻，脉浮数而滑。

【配伍手法】

揉肺俞

患儿俯卧位，术者站在患儿的侧方，以一手食、中指端分别置于患儿两侧肺俞（在背部第 3 胸椎棘突下，旁开 1.5 寸处）穴上环旋揉动 2～3 分钟。

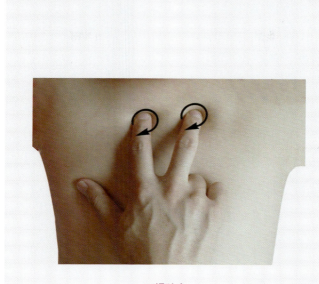

▲ 揉肺俞

夹滞

【临床表现】

感冒兼见咳嗽较剧，咳声重浊，喉中痰鸣，苔滑腻，脉浮数而滑。

【配伍手法】

揉板门

患儿仰卧位，术者站在患儿的侧方，一手扶住患儿前臂，另一手以拇指罗纹面按揉患儿手掌大鱼际处，称为"揉板门"，反复操作约300次。

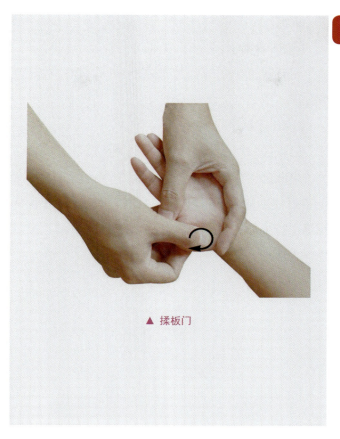

▲ 揉板门

夹惊

【临床表现】

感冒兼见惊惕啼叫，夜卧不安、磨牙，甚则惊厥抽风，舌尖红，脉弦。

【配伍手法】

1. 清肝经

患儿抱坐位或仰卧位，术者站在患儿的侧方，一手扶住患儿前臂，另一手以拇指罗纹面从患儿食指掌侧指根向指尖方向直推，称为"清肝经"，反复操作 100 次。

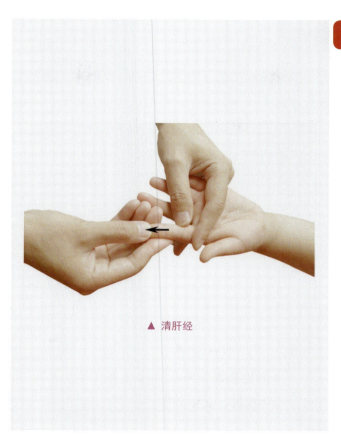

▲ 清肝经

2. 揉小天心

患儿仰卧位，术者站在患儿的侧方，一手托住患儿前臂，使其掌心向上，另一手以拇指罗纹面在患儿手掌大小鱼际交界的凹陷处按揉，称为"揉小天心"，反复操作300次。注意用力均匀，力度适中，以患儿可以忍受为度。

小贴士

治疗期间要多喝水或新鲜果汁，饮食清淡，注意保暖，避免受凉。

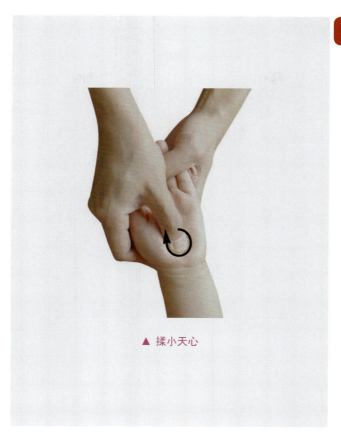

▲ 揉小天心

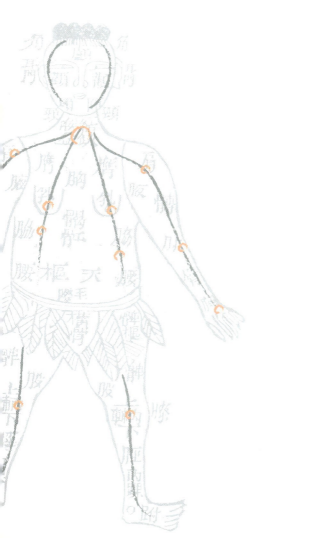

第2章　小儿发热

小儿发热指小儿体温异常升高，又称为"发烧"。小儿的体温可因性别、年龄、昼夜及季节变化、饮食、哭闹、气温及衣被厚薄等因素影响有一定范围的波动。体温稍有升高，并不一定有病理意义。因小儿"阳常有余，阴常不足"的生理特点，以及小儿正处于生长发育阶段，免疫功能较低，易受感染而致发热。

临床表现常见发热怕冷，头身痛，面红，气促，烦躁不安。亦可见长期低热，或午后发热，手足心热，盗汗，食欲减退。

一、基础治疗手法

1. 清肺经

患儿仰卧位，术者站在患儿的侧方，一手扶住患儿前臂，另一手以拇指罗纹面从患儿无名指掌侧指根向指尖方向直推，称为"清肺经"，反复操作100次。注意，施行此法时力量要均匀，着力部位要紧贴患儿皮肤，沿直线推动。

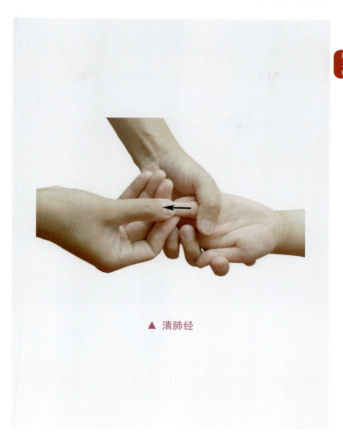

▲ 清肺经

2. 拿揉风池

患儿坐位，术者站在患儿的后方，一手扶住患儿前额，另一手以拇、食二指罗纹面相对用力拿揉患儿风池穴（颈后枕骨下，位于胸锁乳突肌与斜方肌三角凹陷中），反复操作 2 分钟。注意，施术时不可过度用力，以免引起患儿不适。

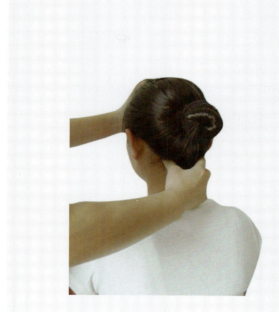

▲ 拿揉风池

3. 清天河水

患儿仰卧位，术者站在患儿的侧方，一手扶住患儿的前臂，另一手以食指、中指罗纹面沿着患儿前臂正中自腕推向肘部，称为"清天河水"，反复操作 100 次。注意，着力部位要紧贴皮肤，沿着直线推动，压力适中，做到轻而不浮、重而不滞。

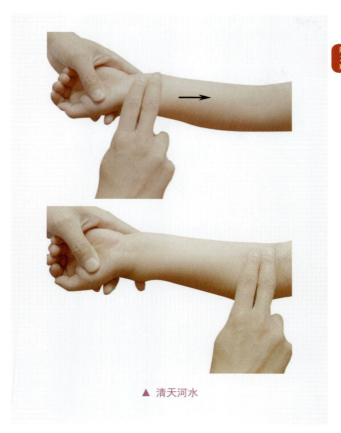

▲ 清天河水

二、辨证论治

（一）外感风寒

【临床表现】

发热无汗，头身疼痛，恶寒不渴，咳嗽，鼻流清涕，指纹红或青色，脉浮紧。

【配伍手法】

1. 揉外劳宫

患儿仰卧位，术者站在患儿的侧方，一手扶住患儿的前臂，另一手以拇指指端在患儿外劳宫（在手背侧，第1、2掌骨之间，掌指关节后0.5寸处）穴环旋揉动300次。此法对于风寒感冒效果较好。

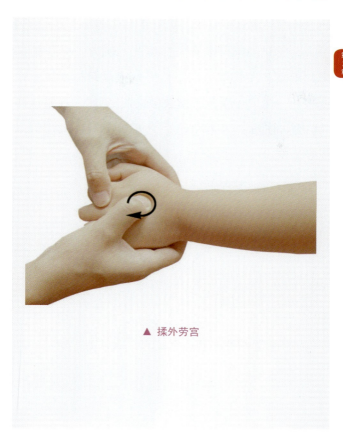

▲ 揉外劳宫

2. 揉一窝风

患儿仰卧位，术者站在患儿的侧方，一手托住患儿前臂，使其掌心向下，另一手以拇指罗纹面按揉患儿一窝风（手背腕横纹中央凹陷处），反复操作300次。注意，用力均匀，力度适中，以患儿可以忍受为度。

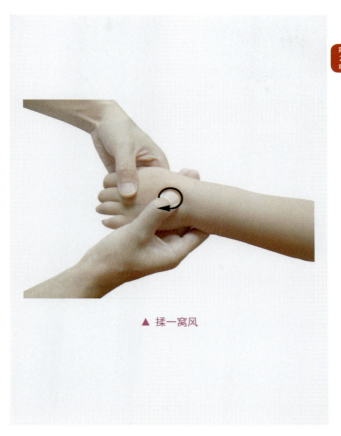

▲ 揉一窝风

（二）外感风热

【临床表现】

发热，有汗，咽喉红肿疼痛，咳嗽，吐浊痰，口唇红，舌苔白或微黄，脉浮数。

【配伍手法】

点揉曲池

患儿坐位或仰卧位，术者站在患儿的侧方，一手扶住患肢，另一手点揉该患肢曲池穴，反复操作2分钟。施术时动作要和缓，指力要吸定于患儿皮肤，力量要透达穴位的深层组织，压力均匀，动作要协调有节律。

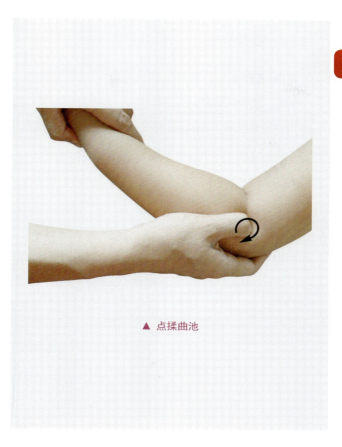

▲ 点揉曲池

（三）暑热侵袭

【临床表现】

壮热，汗出蒸蒸，口渴饮引，头晕，目视昏花，心烦，躁忧不安，不寐，面垢，咳嗽，面红唇红，舌红苔白，大便秘，小便赤短少，脉洪数。

【配伍手法】

1. 揉板门

患儿仰卧位，术者站在患儿的侧方，一手扶住患儿前臂，另一手以拇指罗纹面按揉患儿手掌大鱼际处，称为"揉板门"，反复操作300次。

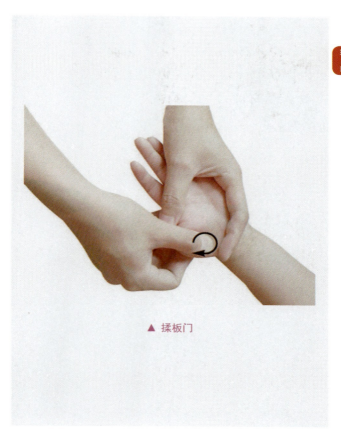

▲ 揉板门

2. 清胃经

患儿仰卧位，术者站在患儿的侧方，一手扶住患儿前臂，另一手以拇指罗纹面从患儿拇指掌侧第一节向指根方向直推，称为"清胃经"，反复操作300次。

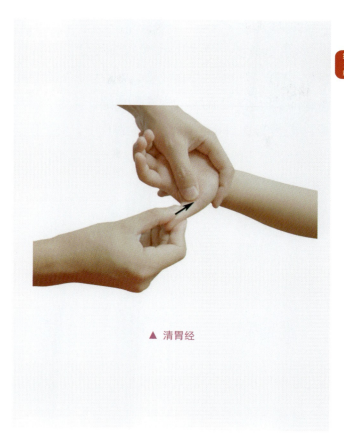

▲ 清胃经

3. 退六腑

患儿仰卧位，术者站在患儿的侧方，一手扶住患儿前臂，另一手以拇指或食、中指指面沿着患儿前臂尺侧，从患儿的肘部向腕部直推，称为"退六腑"，反复操作200次。在推动的过程中，要注意指面要紧贴患儿的皮肤，压力要适中。此法对于一切实热证均有效。

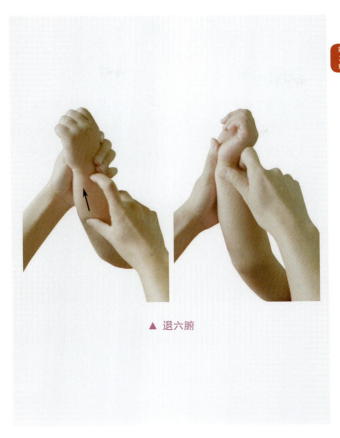

▲ 退六腑

（四）食积发热

【临床表现】

发热，口中酸腐，大便秘结，手心腹部热，脉滑，唇红，指纹紫滞，不欲饮食，夜卧不宁。

【配伍手法】

1. 清胃经

患儿仰卧位，术者站在患儿的侧方，一手扶住患儿前臂，另一手以拇指罗纹面从患儿拇指掌侧第一节向指根方向直推，称为"清胃经"，反复操作300次。

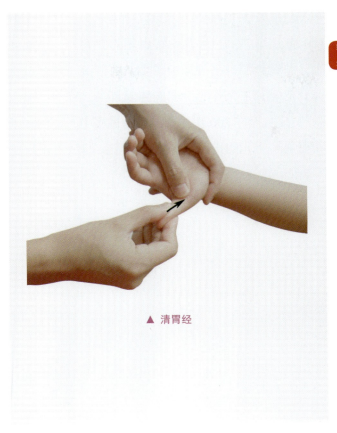

▲ 清胃经

2. 退六腑

患儿仰卧位，术者站在患儿的侧方，一手扶住患儿前臂，另一手以拇指或食、中指指面沿着患儿前臂尺侧，从患儿的肘部向腕部直推，称为"退六腑"，反复操作 200 次。在推动的过程中，要注意指面要紧贴患儿的皮肤，压力要适中。此法对于一切实热证均有效。

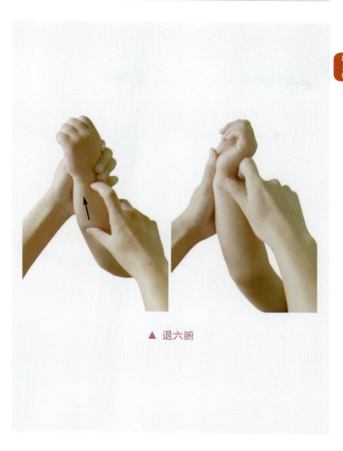

▲ 退六腑

（五）阴虚发热

【临床表现】

低热，午后或夜间发热重，睡中出汗，五心烦热，颧红盗汗，体瘦唇干，舌红或有裂纹，少苔，脉细数，指纹色紫。

【配伍手法】

1. 揉二马

二马穴位于小儿掌背无名指与小指掌指关节后凹陷处。患儿仰卧位，术者站在患儿的侧方，一手托住患儿前臂，另一手以拇指指端揉其二马穴，反复操作 100～300 次。

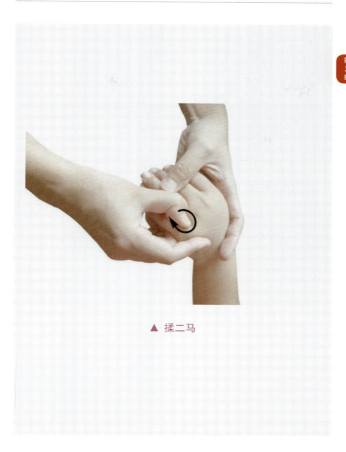

▲ 揉二马

2. 推肾经

患儿仰卧位，术者站在患儿的侧方，一手扶住患儿前臂，另一手以拇指罗纹面从患儿小指指尖向其指根方向直推，称为"推肾经"，反复操作200次。

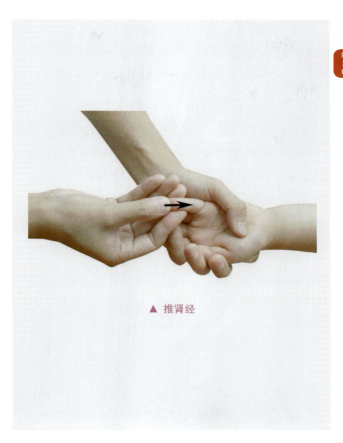

▲ 推肾经

3.揉三阴交

患儿正坐位，术者站在患者的前方，一手托住患儿小腿，另一手拇指点按患儿内踝上 3 寸处，即三阴交穴，施以点揉法 3 分钟。术者以拇指指端吸定于三阴交穴上，以肢体的近端带动远端作带动深层组织小幅度的环旋揉动，压力要均匀，动作要协调有节律。

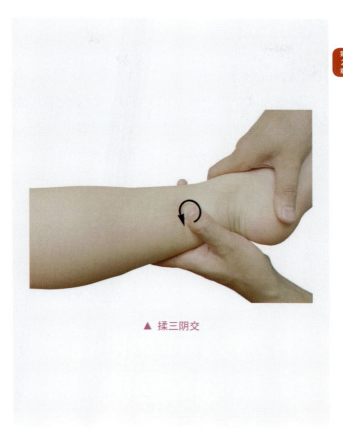

▲ 揉三阴交

（六）惊恐发热

【临床表现】

受惊或跌扑后引起发热，常常伴面色发青，惊悸哭闹不安，易惊醒，面色发青，枕后热。

【配伍手法】

1. 清肝经

患儿抱坐位或仰卧位，术者站在患儿的侧方，一手扶住患儿前臂，另一手以拇指罗纹面从患儿食指掌侧指根向指尖方向直推，称为"清肝经"，反复操作 100 次。

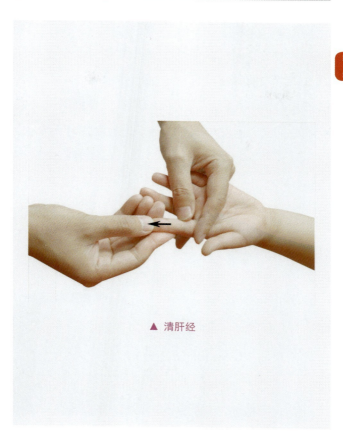

▲ 清肝经

2. 运内八卦

　　患儿仰卧位，术者站在患儿的侧方，一手扶住患儿四指，使其掌心向上，另一手以食、中二指夹住患儿拇指，并以拇指端自患儿掌根处顺时针方向做环形推动，称为"运内八卦"，反复操作 100 次。操作时宜轻不宜重，宜缓不宜急，在体表旋绕摩擦推动。

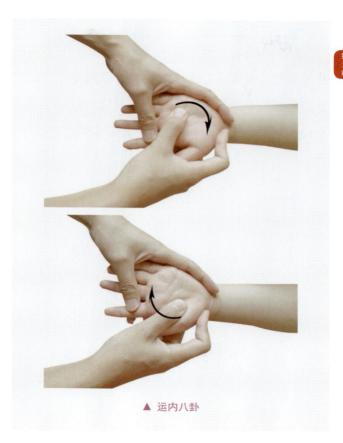

▲ 运内八卦

3. 揉小天心

患儿仰卧位，术者站在患儿的侧方，一手托住患儿前臂，使其掌心向上，另一手以拇指罗纹面在患儿手掌大小鱼际交界的凹陷处按揉，称为"揉小天心"，反复操作300次。注意用力均匀，力度适中，以患儿可以忍受为度。

小贴士

治疗期间要多喝水或新鲜果汁，饮食清淡；小儿发热发病急、变化快，如经手法治疗热不得解，应及时送医院治疗。

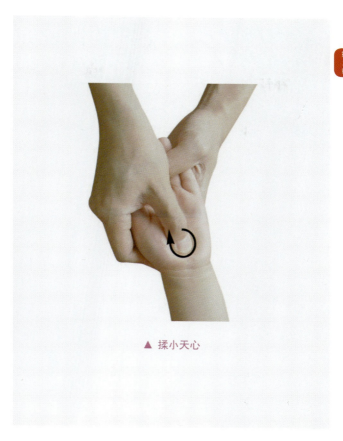

▲ 揉小天心

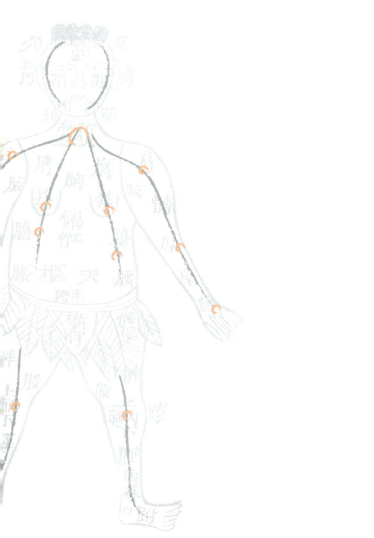

第3章　小儿扁桃体炎

　　扁桃体炎一般是指腭扁桃体的非特异性炎症。主要表现为咽喉疼痛、红肿，吞咽困难，急性发病时可伴有发热。因其红肿，形状似乳头或蚕蛾，故又称"乳蛾"。临床有急、慢性之分，而急性并伴有脓性分泌物称为"烂乳蛾"，慢性则称为"木蛾""死蛾"。

　　急性扁桃体炎可见扁桃体红肿，可累及咽部周围，颜色鲜红或深红色，或有黄白色脓点，严重者有小脓肿。慢性扁桃体炎可见扁桃体肿大，肿势不显，呈暗红色，或表面有脓点，或挤压后有少许脓液溢出。

一、基础治疗手法

1. 清肺经

患儿仰卧位，术者站在患儿的侧方，一手扶住患儿前臂，另一手以拇指罗纹面从患儿无名指掌侧指根向指尖方向直推，称为"清肺经"，反复操作100 次。注意做此法时力量要均匀，着力部位要紧贴患儿皮肤，沿直线推动。

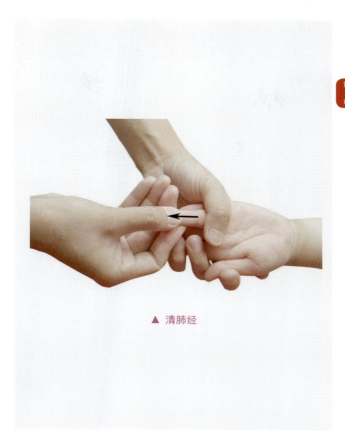

▲ 清肺经

2. 掐少商、商阳

患儿仰卧位，术者站在患儿的侧方，一手扶住患儿前臂，点按少商、商阳穴（拇指和食指的桡侧缘，距指甲角 0.1 寸处），反复操作 5～20 次。

3. 清胃经

患儿仰卧位，术者站在患儿的侧方，一手扶住患儿前臂，另一手以拇指罗纹面从患儿拇指掌侧第一节向指根方向直推，称为"清胃经"，反复操作 300 次。

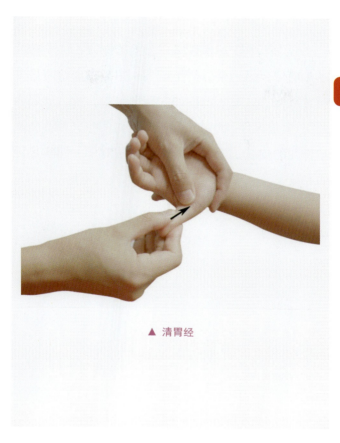

▲ 清胃经

4. 退六腑

患儿仰卧位，术者站在患儿的侧方，一手扶住患儿前臂，另一手以拇指或食、中指指面沿着患儿前臂尺侧，从患儿的肘部向腕部直推，称为"退六腑"，反复操作 200 次。在推动的过程中，指面要紧贴患儿的皮肤，压力要适中。此法对于一切实热证均有效。

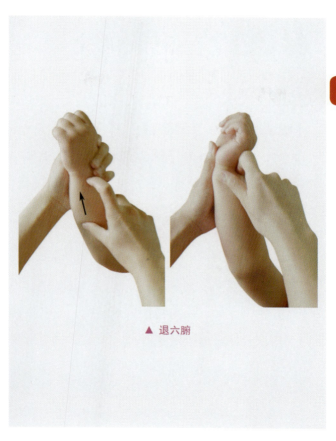

▲ 退六腑

二、辨证论治

（一）风热外袭

【临床表现】

发热，咳嗽，咽痛，轻度吞咽困难，扁桃体红肿，可成脓，大便干结或正常，苔白或黄，脉浮数，指纹红。

【配伍手法】

1. 分手阴阳

患儿仰卧位，术者坐于患儿侧方，以两手食指按于患儿掌根之间，中指托住患儿手背，无名指在下，小指在上，夹持固定其四指，用两手拇指指端由患儿手腕部总筋向两侧分推 100～200 次。注意分推时压力不要过大，以患儿能忍受为度。

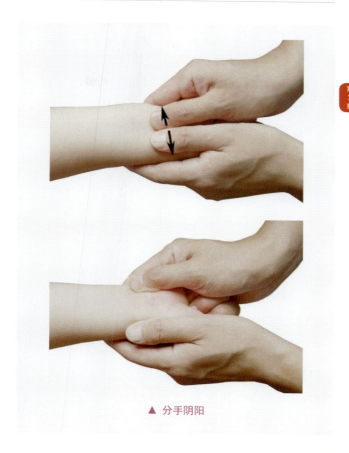

▲ 分手阴阳

2. 清大肠

患儿抱坐位或仰卧位，术者站在患儿的侧方，一手扶住患儿前臂，另一手以拇指罗纹面在患儿食指桡侧缘，自虎口向食指尖直推100次。

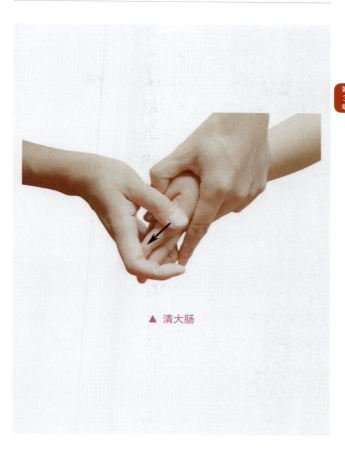

▲ 清大肠

（二）肺胃热盛

【临床表现】

发热，咽痛剧烈，吞咽困难，口渴引饮，口臭便秘，扁桃体充血红肿，或见脓点或脓肿，舌红，苔黄厚，脉洪数，指纹紫而滞。

【配伍手法】

1. 点揉曲池

患儿坐位或仰卧位，术者站在患儿的侧方，一手扶住患肢，另一手点揉该患肢曲池穴，点揉 2 分钟。施术时动作要和缓，指力要吸定于患儿皮肤，力量要透达穴位的深层组织，压力均匀，动作要协调有节律。

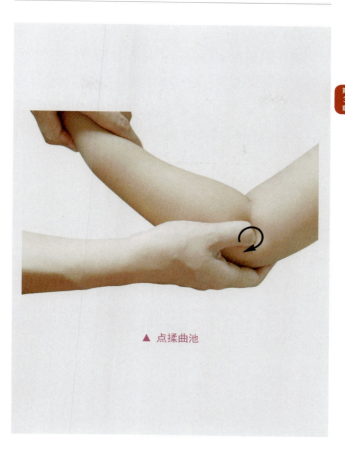

▲ 点揉曲池

2. 掐合谷

患儿抱坐位或仰卧位，术者站在患儿的侧方，一手扶住患儿前臂，另一手以拇指指甲掐揉患儿合谷穴（在手背第 1、2 掌骨间，第 2 掌骨桡侧中点处），注意指甲不可掐破患儿皮肤。

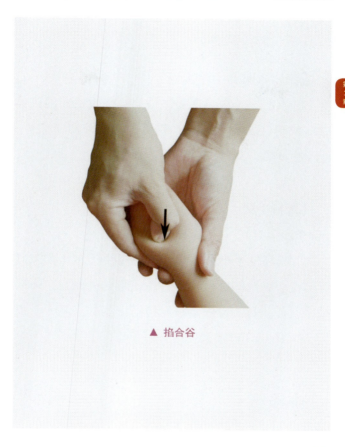

▲ 掐合谷

（三）肺肾阴虚

【临床表现】

口燥咽干，常感咽痛不适，干咳少痰，扁桃体微红或暗红，日久不消，或有少许脓液附于表面，伴五心烦热，头晕，不易耐劳，舌红少苔，脉细数，指纹红紫。

【配伍手法】

1. 揉二马

二马穴位于小儿掌背无名指与小指掌指关节后凹陷处。患儿仰卧位，术者站在患儿的侧方，一手托住患儿前臂，另一手以拇指指端揉其二马穴，反复操作 100～300 次。

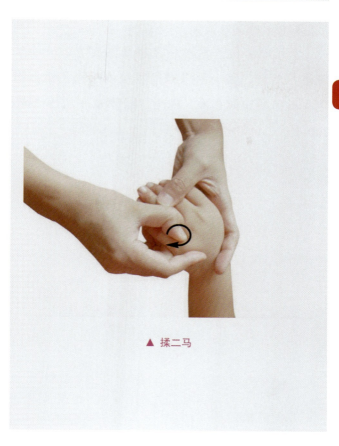

▲ 揉二马

2. 推肾经

患儿仰卧位，术者站在患儿的侧方，一手扶住患儿前臂，另一手以拇指罗纹面从患儿小指指尖向其指根方向直推，称为"推肾经"，反复操作200次。

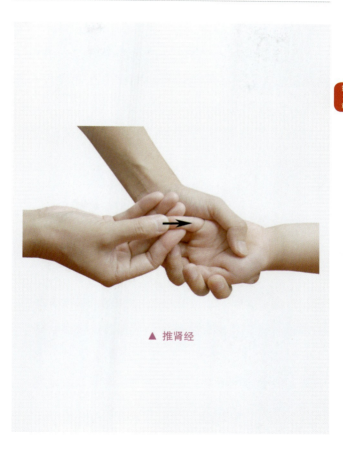

▲ 推肾经

3. 揉涌泉

患儿仰卧位，术者站在患儿的侧方，一手托住患儿足跟，另一手以拇指罗纹面揉患儿涌泉穴（足底部，卷足时足前部凹陷处，位于足底二、三趾趾缝纹头与足跟连线的前 1/3 与后 2/3 交点处），反复操作 50～100 次。

小贴士

体弱多病的宝宝建议加强锻炼，增强身体的抵抗力。在感冒流行的季节尽量少去公共场所。多饮水，爱护口腔卫生，多吃青菜、水果，少食辛辣食物。在气候变换季节，要注意小儿保暖，防止受凉感冒。

第
3
章

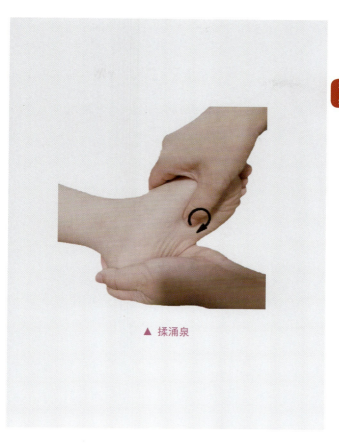

▲ 揉涌泉

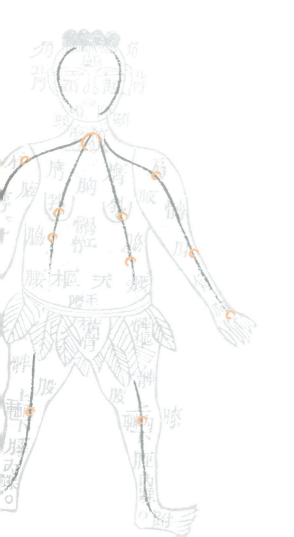

第4章 小儿鼻出血

小儿鼻出血，中医学称"鼻衄"，多由于肺燥血热。小儿的鼻腔黏膜特别薄，只有成年人的1/10，而且孩子喜欢挖鼻、揉鼻子，所以较成人更容易出血。

多表现为单侧鼻出血，亦可双侧，常为间歇性的反复出血，亦可呈持续性出血。常伴鼻腔干燥、咳呛、痰少、烦渴、口臭、头痛、目赤等。

一、基础治疗手法

1. 清肺经

患儿仰卧位，术者站在患儿的侧方，一手扶住患儿前臂，另一手以拇指罗纹面从患儿无名指掌侧指根向指尖方向直推，称为"清肺经"，反复操作100次。注意，施行此法时力量要均匀，着力部位要紧贴患儿皮肤，沿直线推动。

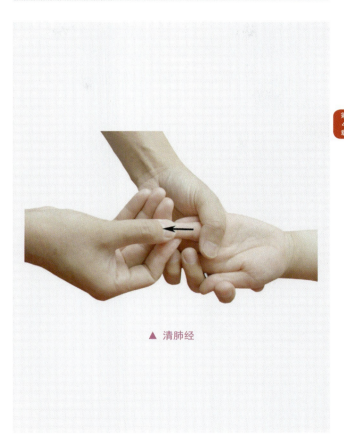

▲ 清肺经

2. 清胃经

患儿仰卧位，术者站在患儿的侧方，一手扶住患儿前臂，另一手以拇指罗纹面从患儿拇指掌侧第一节向指根方向直推，称为"清胃经"，反复操作300次。

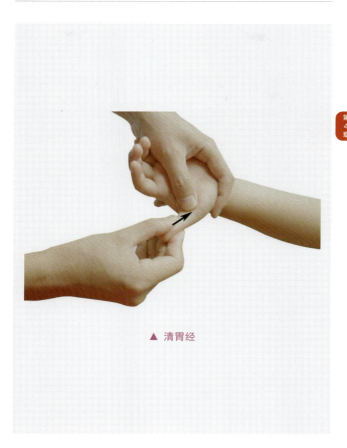

▲ 清胃经

3. 清天河水

患儿仰卧位，术者站在患儿的侧方，一手扶住患儿前臂，另一手以食指、中指罗纹面沿着患儿前臂正中自腕推向肘部，称为"清天河水"，反复操作100次。注意，着力部位要紧贴皮肤，沿着直线推动，压力适中，做到轻而不浮、重而不滞。

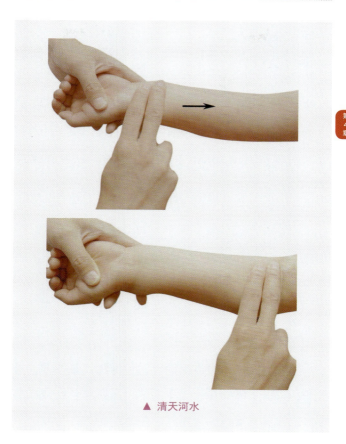

▲ 清天河水

4. 补脾经

患儿仰卧位，术者站在患儿的侧方，一手扶住患儿前臂，另一手以拇指罗纹面在患儿拇指末节罗纹面上做顺时针方向的旋转推动；也可以将患儿拇指屈曲，术者以拇指罗纹面循患儿拇指桡侧边缘向掌根方向直推，统称"补脾经"，反复操作100次。

二、辨证论治

（一）肺经热盛

【临床表现】

发作突然，鼻血点滴而出，色鲜红，量不多，鼻腔干，可伴咳嗽痰黄，口干身热，鼻肌膜色红或在易出血部位见有糜烂，舌质红，苔薄白而干，脉数。

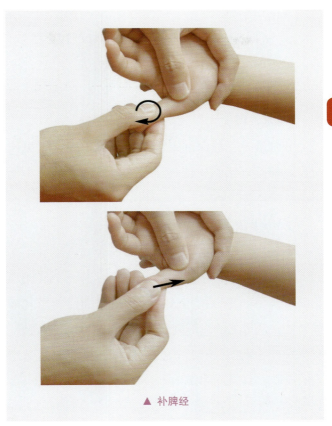

▲ 补脾经

【配伍手法】

重点使用基础治疗手法中"清肺经"。

（二）胃热炽盛

【临床表现】

出血量多，色深红，鼻肌膜色红干燥，可见出血点。伴烦渴引饮，或齿龈肿胀，大便秘结，小便短赤，舌质红，苔黄，脉滑数。

【配伍手法】

退六腑

患儿仰卧位，术者站在患儿侧方，一手扶住患儿前臂，另一手以拇指或食、中指指面沿着患儿前臂尺侧，从患儿的肘部向腕部直推，称为"退六腑"，反复操作 300 次。在推动的过程中，指面要紧贴患儿的皮肤，用力适中。

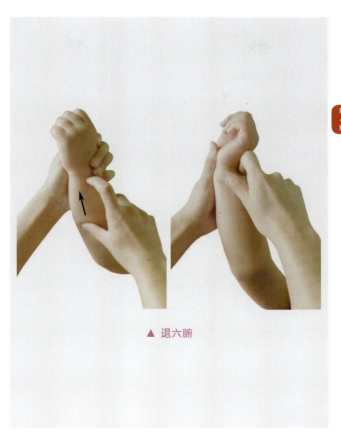

▲ 退六腑

（三）肝火犯肺

【临床表现】

出血较多，色深红，时作时止，来势骤急，伴有烦躁不安，头痛，眩晕，耳鸣，口苦咽干，胸胁胀满，面红目赤。舌质红，苔黄，脉弦数。

【配伍手法】

清肝经

患儿抱坐位或仰卧位，术者站在患儿的侧方，一手扶住患儿前臂，另一手以拇指罗纹面从患儿食指掌侧指根向指尖方向直推，称为"清肝经"，反复操作 100 次。

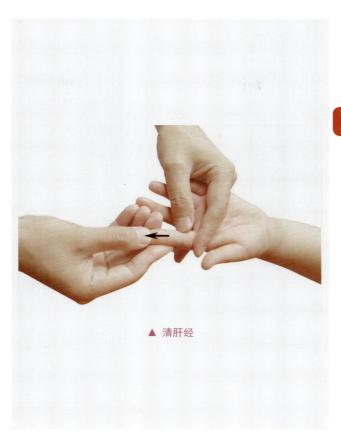

▲ 清肝经

（四）阴虚肺燥

【临床表现】

涕中带血，量少，多于擤涕、揉鼻、喷嚏时诱发，鼻肌膜干燥或干萎，或有干痂附着，伴有口干咽燥，咳嗽少痰。舌质红，苔薄，脉细数。

【配伍手法】

推肾经

患儿仰卧位，术者站在患儿的侧方，一手扶住患儿前臂，另一手以拇指罗纹面从患儿小指指尖向其指根方向直推，称为"推肾经"，反复操作200次。

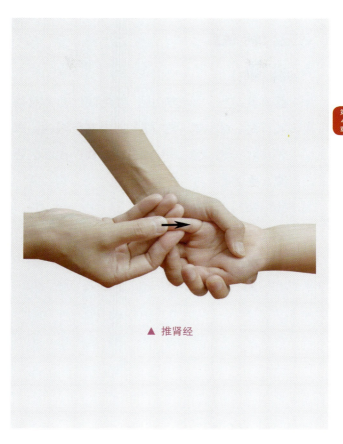

▲ 推肾经

（五）脾不统血

【临床表现】

鼻血渗渗而出，淋漓难止，血色淡红，鼻肌膜可见表浅溃疡，出血量可少可多，但其势较缓，兼见面色不华，神倦懒言，头昏眼花，食少便溏。舌淡，苔薄，脉缓弱。

【配伍手法】

1. 揉中脘

患儿仰卧位，术者站在患儿的侧方，将手掌轻放于患儿中脘穴（脐上 4 寸，位于剑突与脐连线的中点），沉肩垂肘，以前臂带动腕，顺时针、逆时针间隔反复操作，各 100 下。用力宜轻不宜重，速度宜缓不宜急，随患儿呼吸节律按揉。

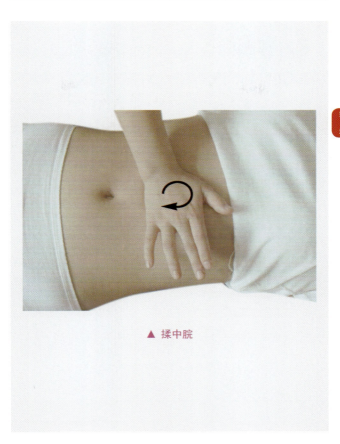

▲ 揉中脘

2. 摩腹

患儿仰卧位，术者站在患儿的侧方，将手掌轻放于患儿腹部，沉肩垂肘，以前臂带动腕，按照左上腹、左下腹、右下腹、右上腹的顺序做环形而有节律的抚摩约 5 分钟。用力宜轻不宜重，速度宜缓不宜急。在摩腹之前可以在患儿腹部涂抹适量滑石粉，以免摩腹过程中损伤患儿皮肤。

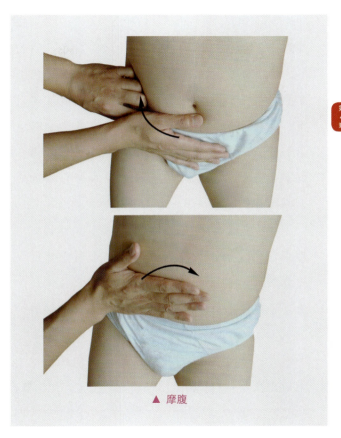

▲ 摩腹

小贴士

季节交替，应注意预防感冒和鼻炎；正确掌握擤鼻方法，不用手抠挖鼻腔；在干燥季节，对有鼻出血史的孩子，家庭应备有金霉素眼膏，每天可在鼻腔内均匀地涂抹，以滋润鼻黏膜；多喝水，适当增加有润肺作用的水果蔬菜，合理科学地安排孩子的饮食。

一旦发生鼻出血，可以用干净的脱脂棉充填鼻腔以止血，如没有脱脂棉也可用手指压迫鼻翼两侧5分钟；让鼻出血的儿童低头（注意，不是仰头）并举起上肢，以增加上腔静脉的回心血量，从而减少鼻腔供血以达到止血的目的；也可用冷毛巾敷鼻部，使鼻血管收缩以止血。

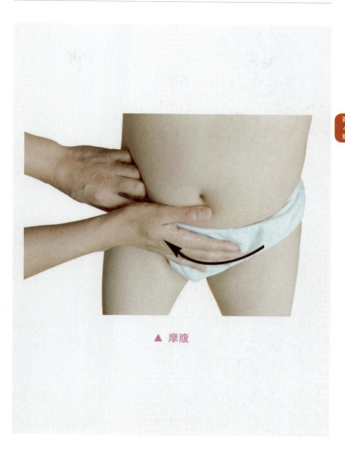

▲ 摩腹

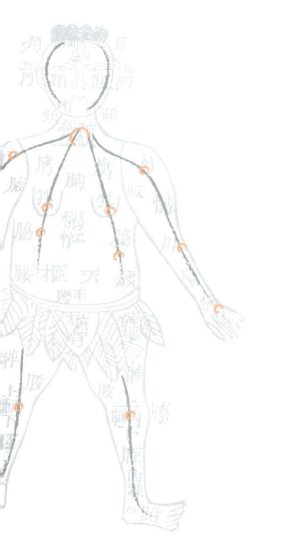

第5章　小儿多动症

　　儿童多动症，又称轻微脑功能失调，是一组以过度活动（上课时小动作不断，严重者教室内尖叫、跑蹿，个别患儿动作笨拙）和注意力难以集中（经常走神，或外表安静实则胡思乱想、听而不闻。做事时注意力仅能集中一小段时间）为主要表现，包括易冲动和情绪不稳（易激动、不安，经常惹事，个别患儿出现听觉、视觉障碍，不能分辨相似的声音）等临床征象的综合征。

一、基础治疗手法

1. 点按穴位

患儿仰卧位，术者站在患儿的侧方，分别点按百会、四神聪、印堂等穴。反复操作 10 次。

2. 补脾经

患儿仰卧位，术者站在患儿的侧方，一手扶住患儿前臂，另一手以拇指罗纹面在患儿拇指末节罗纹面上做顺时针方向的旋转推动；也可以将患儿拇指屈曲，术者以拇指罗纹面循患儿拇指桡侧边缘向掌根方向直推，统称"补脾经"，反复操作 100 次。

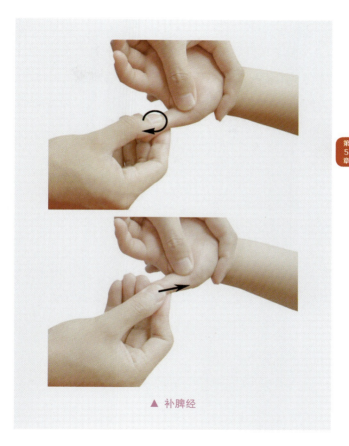

▲ 补脾经

3. 推肾经

患儿仰卧位，术者站在患儿的侧方，一手扶住患儿前臂，另一手以拇指罗纹面从患儿小指指尖向其指根方向直推，称为"推肾经"，反复操作200次。

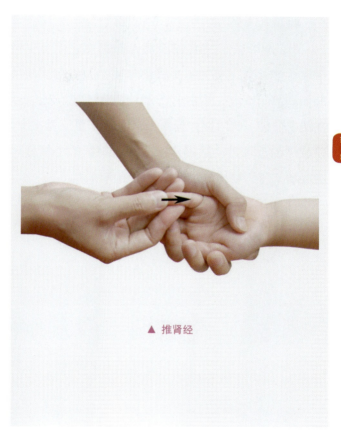

▲ 推肾经

第
5
章

4. 揉足三里

患儿仰卧位，术者站在患儿的侧方，以一手拇指置于患儿足三里穴（小腿前外侧，髌骨与髌韧带外侧凹陷下 3 寸，距胫骨前缘一横指）上，施以点揉法 3 分钟。施术时以拇指指端吸定于足三里穴上，以肢体的近端带动远端作带动深层组织的小幅度环旋揉动，压力要均匀，动作要协调有节律。

第
5
章

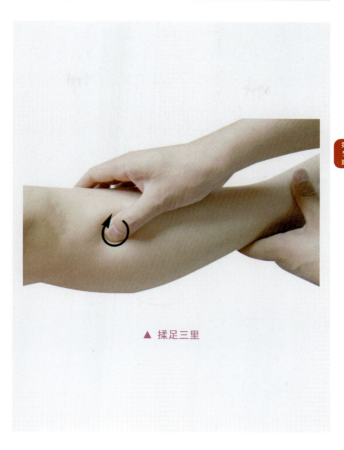

▲ 揉足三里

5. 揉三阴交

患儿正坐位，术者站在患者的前方，一手托住患儿小腿，另一手拇指点按于患儿内踝上 3 寸处，即三阴交穴，施以点揉法 3 分钟。术者以拇指指端吸定于三阴交穴上，以肢体的近端带动远端作带动深层组织小幅度的环旋揉动，压力要均匀，动作要协调有节律。

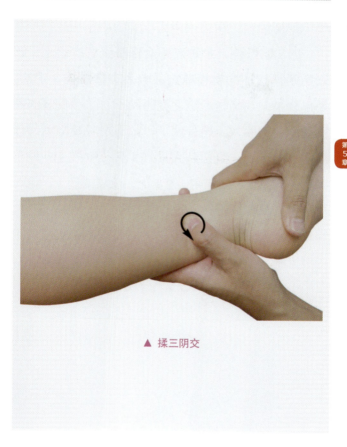

▲ 揉三阴交

6. 捏脊

患儿俯卧位，术者双手食指抵于背脊之上，再以两手拇指伸向食指前方，合力夹住肌肉，捏起，采用食指向前拇指后退之翻卷动作，二手交替向前移动。自长强穴（尾骨端下，位于尾骨端与肛门连线中点处）起一直捏到大椎穴（后正中线上，位于第 7 颈椎棘突下凹陷中）为 1 次，反复操作 5～6 次。注意要直线捏，所捏皮肤的厚、薄、松、紧应适宜，捏拿速度要适中，动作轻快、柔和，避免肌肤从手指尖滑脱。

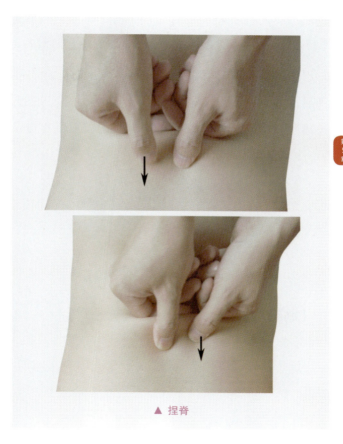

▲ 捏脊

7. 揉涌泉

患儿仰卧位，术者站在患儿的侧方，一手托住患儿足跟，另一手以拇指罗纹面揉患儿涌泉穴（足底部，卷足时足前部凹陷处，位于足底二、三趾趾缝纹头与足跟连线的前 1/3 与后，2/3 交点处）50～100 次。

二、辨证论治

（一）肝肾阴亏型

【临床表现】

思想涣散，易于忘事，梦多寐少，五心烦热，面部烘热，烦躁不安或郁郁不乐，动作笨拙，多动多语，兴趣多变，唇舌干红，舌红少苔或无苔，指纹鲜红。

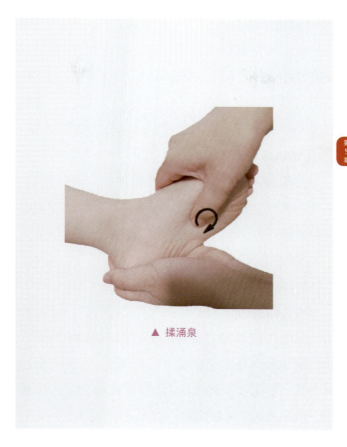

▲ 揉涌泉

【配伍手法】

重点使用基础治疗手法中"推肾经""揉三阴交""揉涌泉"。

（二）心肝火盛型

【临床表现】

急躁易怒，暴戾不驯，行为冲动，固执乖僻，多语不休，言语动作不避亲疏，口干喜冷饮，时有头晕目眩，舌红苔黄，指纹紫红。

【配伍手法】

1. 揉小天心

患儿仰卧位，术者站在患儿的侧方，一手托住患儿前臂，使其掌心向上，另一手以拇指罗纹面在患儿手掌大小鱼际交界的凹陷处按揉，称为"揉小天心"，反复操作300次。注意用力均匀，力度适中，以患儿可以忍受为度。

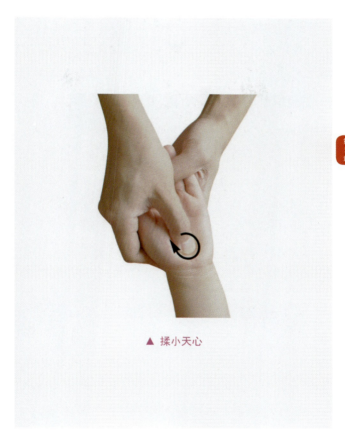

▲ 揉小天心

2. 清肝经

患儿抱坐位或仰卧位，术者站在患儿的侧方，一手扶住患儿前臂，另一手以拇指罗纹面从患儿食指掌侧指根向指尖方向直推，称为"清肝经"，反复操作 100 次。

第 5 章

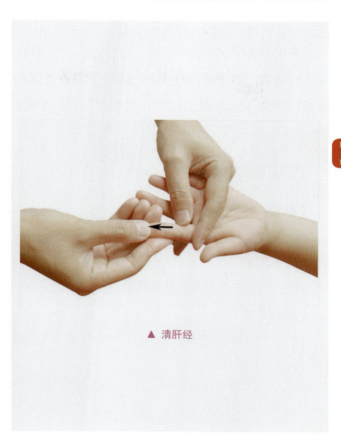

▲ 清肝经

3. *清心经*

患儿仰卧位，术者站在患儿的侧方，一手扶住患儿的前臂，另一手以拇指罗纹面从患儿中指掌侧指根向指尖方向直推，称为"清心经"，反复操作200次。

（三）心脾两虚型

【临床表现】

记忆力差，思想不专，神情呆钝，动作迟缓，反应慢，忘事较快，形体瘦弱，面黄少华或萎黄，纳呆食少，大便溏薄或秘结。舌淡苔少，指纹淡红。

【配伍手法】

着重使用基础治疗手法中"点按穴位""补脾经""揉足三里"。

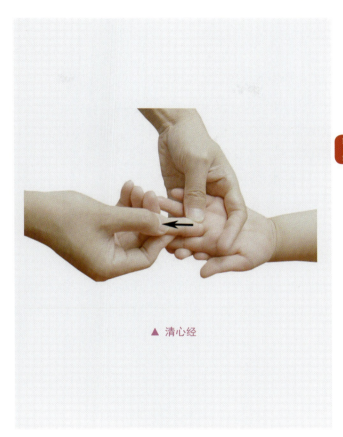

▲ 清心经

（四）痰热内扰型

【临床表现】

烦躁不安，多动不宁，反复无常，胸闷脘痞腹胀，口中热臭，吐痰黄稠或有块，小便赤涩。舌红，苔黄黏腻，指纹色红。

【配伍手法】

1. 清天河水

患儿仰卧位，术者站在患儿的侧方，一手扶住患儿前臂，另一手以食指、中指罗纹面沿着患儿前臂正中自腕推向肘部，称为"清天河水"，反复操作100次。注意，着力部位要紧贴皮肤，沿着直线推动，压力适中，做到轻而不浮，重而不滞。

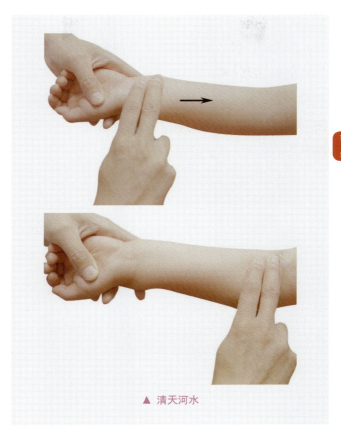

▲ 清天河水

2. 退六腑

患儿仰卧位，术者站在患儿的侧方，一手扶住患儿前臂，另一手以拇指或食、中指指面沿着患儿前臂尺侧，从患儿的肘部向腕部直推，称为"退六腑"，反复操作 300 次。在推动的过程中，指面要紧贴患儿的皮肤，压力要适中。

小贴士

帮助患儿建立规律的学习生活习惯，以鼓励的方式帮助患儿，要有耐心，绝不可一味责怪或打骂，以免患儿自卑或产生逆反心理。

第
5
章

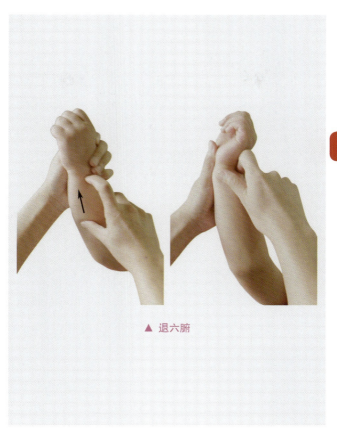

▲ 退六腑

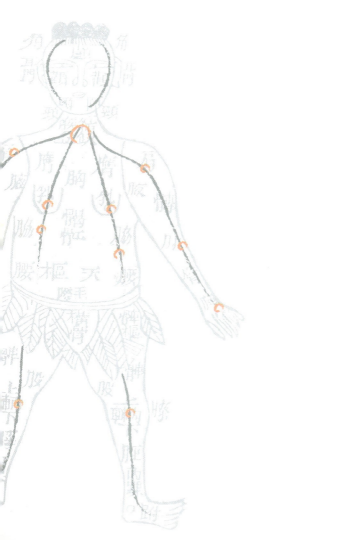

第6章　小儿佝偻病

　　小儿佝偻病，俗称"小儿软骨病"，是婴幼儿时期常见的慢性营养缺乏性疾病。常发于冬、春两季，多见于3岁以下小儿，尤以6—12月龄婴儿发病率较高。

　　发病初期有烦躁夜啼，神情淡漠，纳呆，多汗，枕秃，囟门迟闭，牙齿迟出等症状。病至活动期时，除初期表现，还可见方颅、乒乓头（颅骨软化）、肋串珠、肋外翻、肋软骨沟、鸡胸、漏斗胸、O形或X形腿、脊柱后凸或侧弯等。

一、基础治疗手法

1. 按揉督脉

患儿俯卧位，术者站在患儿的侧方，用手掌按揉患儿身体背部正中线，反复按揉 2 分钟。施术时动作要和缓有力，手掌心要吸定于患儿皮肤，力量要透达穴位的深层组织，压力均匀，紧推慢移，动作要协调有节律，随患儿的呼吸一按一收。

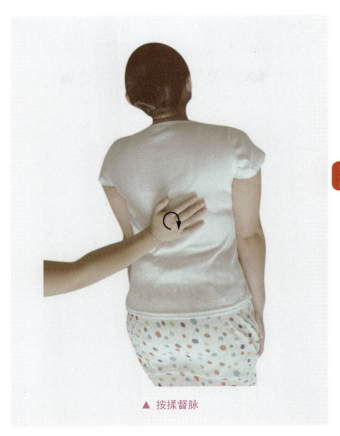

▲ 按揉督脉

第
6
章

2. 弹拨膀胱经

患儿俯卧位，术者站在患儿的侧方，用拇指指腹弹拨脊柱两侧膀胱经线，上下反复操作 2 分钟。施术时动作要和缓，力量要深透，以掌力带动指力，力量要透达穴位的深层组织，不可摩擦患儿皮肤，用力均匀，紧推慢移，动作要协调有节律。

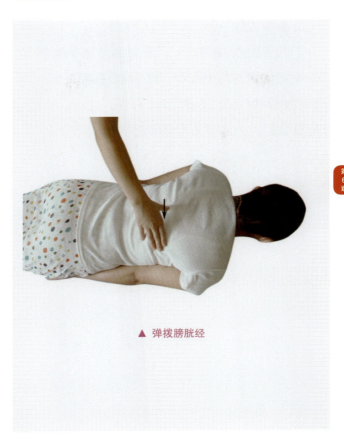

▲ 弹拨膀胱经

3. 按揉大椎

患儿正坐位或俯卧位，术者站在患儿的侧方，以一手拇指置于患儿大椎（第7颈椎棘突下缘）穴，向下按压同时环旋揉动穴位2分钟。注意，拇指应吸定于穴位，力度以患儿能耐受为宜。

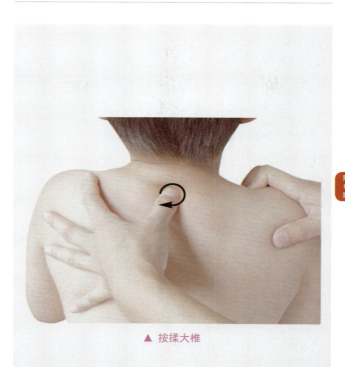

▲ 按揉大椎

4. 补脾经

患儿仰卧位，术者站在患儿的侧方，一手扶住患儿前臂，另一手以拇指罗纹面在患儿拇指末节罗纹面上做顺时针方向的旋转推动；也可以将患儿拇指屈曲，术者以拇指罗纹面循患儿拇指桡侧边缘向掌根方向直推，统称"补脾经"，反复操作 100 次。

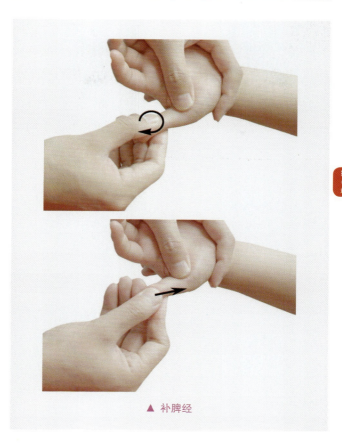

第
6
章

▲ 补脾经

5. 推肾经

患儿仰卧位，术者站在患儿的侧方，一手扶住患儿前臂，另一手以拇指罗纹面从患儿小指指尖向其指根方向直推，称为"推肾经"，反复操作200次。

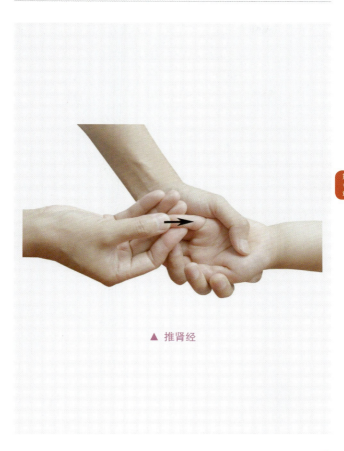

▲ 推肾经

6. 揉足三里

患儿仰卧位，术者站在患儿的侧方，以一手拇指置于患儿足三里穴（小腿前外侧，位于髌骨与髌韧带外侧凹陷下 3 寸，距胫骨前缘一横指）上，施以点揉法 3 分钟。施术时以拇指指端吸定于足三里穴上，以肢体的近端带动远端作带动深层组织的小幅度环旋揉动，压力要均匀，动作要协调有节律（图 6–7）。

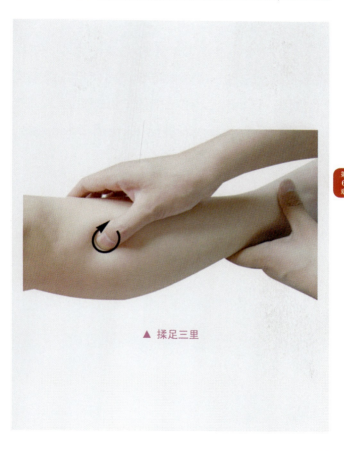

▲ 揉足三里

7. 揉涌泉

患儿仰卧位，术者站在患儿的侧方，一手托住患儿足跟，另一手以拇指罗纹面揉患儿涌泉穴（足底部，卷足时足前部凹陷处，位于足底二、三趾趾缝纹头与足跟连线的前 1/3 与后 2/3 交点处）50～100 次。

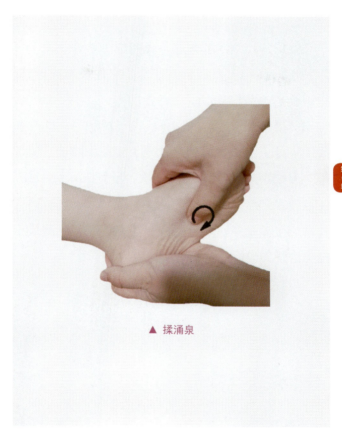

▲ 揉涌泉

8. 捏脊

患儿俯卧位，术者双手食指抵于背脊之上，再以两手拇指伸向食指前方，合力夹住肌肉，捏起，采用食指向前拇指后退之翻卷动作，二手交替向前移动。自长强穴（尾骨端下，位于尾骨端与肛门连线中点处）起一直捏到大椎穴（后正中线上，位于第 7 颈椎棘突下凹陷中）为 1 次，反复操作 5～6 次。注意要直线捏，所捏皮肤的厚、薄、松、紧应适宜，捏拿速度要适中，动作轻快、柔和，避免肌肤从手指尖滑脱。

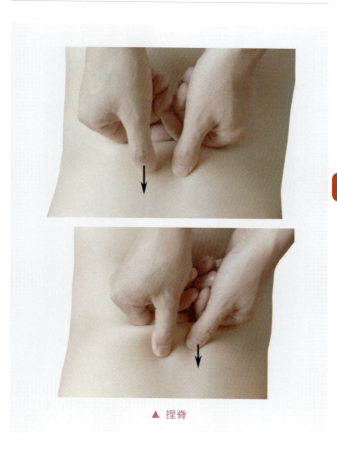

▲ 捏脊

9. 擦八髎

患儿俯卧位，术者站在患儿的侧方，将一手手掌放于患儿骶部八髎穴（正对 8 个骶后孔处，左右各 4 个）处，沿着八髎穴走向做往返直线快速擦动 3 分钟。注意，手掌要紧贴患儿腰部皮肤，压力适中，速度要均匀且快，沿直线往返操作，不可歪斜，使产生的热量透达深层组织，即"透热"。

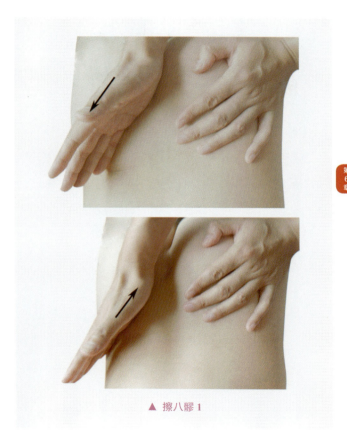

▲ 擦八髎 1

第6章

二、辨证论治

（一）脾胃虚弱

【临床表现】

疲惫倦怠，神情呆滞，虚胖懒动，肌肉松弛，形体不充，头颅骨软，囟门久不闭合，毛发稀疏色黄，纳呆便溏，舌苔薄白，脉缓，指纹红淡。

【配伍手法】

着重使用基础治疗手法中"补脾经""揉足三里"。

第
6
章

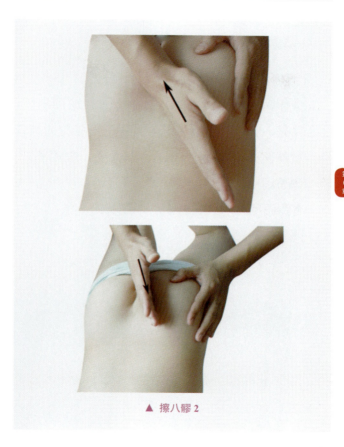

▲ 擦八髎 2

（二）肾精不足

【临床表现】

身体瘦弱，筋骨不强，头颅方大，囟门迟闭，言语不清，齿发生迟，或伴有鸡胸、下肢弯曲等骨骼发育畸形。舌淡苔少质淡，脉迟无力，指纹淡。

【配伍手法】

着重使用基础治疗手法中"推肾经"。

小贴士

饮食均衡，营养丰富；配合服用鱼肝油；注意补钙，多喝牛奶，常晒太阳。

第7章 小儿消化不良

小儿消化不良多由于饮食不当、喂养不合理或脾胃虚弱等造成脾胃运化失司，内伤乳食，停聚中焦，积而不化所形成。由于小儿消化系统和神经系统发育不完全，很多疾病都有消化不良的症状。本病迁延不愈，或反复发作，可导致小儿营养不良。

主要表现为厌食挑食、胃胀腹胀、腹痛腹泻或便秘、大便恶臭、夜卧不宁、烦躁不安，甚至面色萎黄、消瘦、生长迟缓等。临床以不思乳食、食而不化、脘腹胀满、大便酸臭或便溏为特征。

一、基础治疗手法

1. 揉中脘

患儿仰卧位，术者站在患儿的侧方，将手掌轻放于患儿中脘穴（脐上 4 寸，位于剑突与脐连线的中点），沉肩垂肘，以前臂带动腕，顺时针、逆时针间隔反复操作，各 100 下。用力宜轻不宜重，速度宜缓不宜急，随患儿呼吸节律按揉。

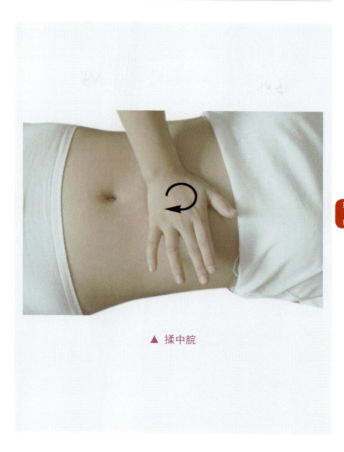

▲ 揉中脘

2. 点按天枢

患儿仰卧位，术者站在患儿的侧方，将手掌轻放于患儿天枢穴（脐中旁开2寸），点按10次。用力由轻到重。

3. 补脾经

患儿仰卧位，术者站在患儿的侧方，一手扶住患儿前臂，另一手以拇指罗纹面在患儿拇指末节罗纹面上做顺时针方向的旋转推动；也可以将患儿拇指屈曲，术者以拇指罗纹面循患儿拇指桡侧边缘向掌根方向直推，统称"补脾经"，反复操作100次。

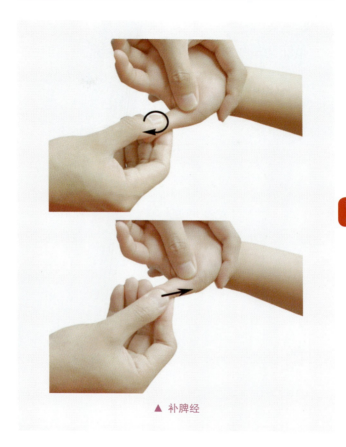

▲ 补脾经

4. 补大肠

患儿仰卧位，术者站在患儿的侧方，一手扶住患儿前臂，另一手以拇指罗纹面在患儿食指桡侧缘，自指尖到虎口成一直线进行直推，称"补大肠"，反复操作 200 次。

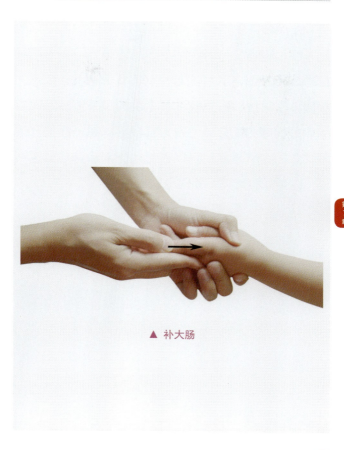

▲ 补大肠

5. 摩腹

患儿仰卧位，术者站在患儿的侧方，将手掌轻放于患儿腹部，沉肩垂肘，以前臂带动腕，按照左上腹、左下腹、右下腹、右上腹的顺序做环形而有节律的抚摩约 5 分钟。用力宜轻不宜重，速度宜缓不宜急。在摩腹之前可以在患儿腹部涂抹适量滑石粉，以免摩腹过程中损伤患儿皮肤。

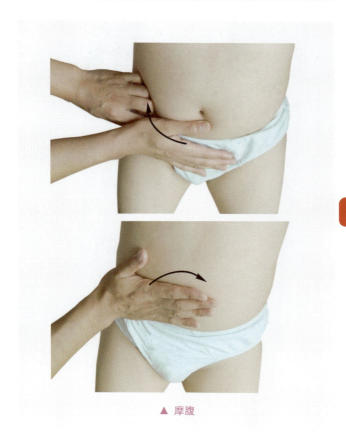

▲ 摩腹

6. 揉足三里

患儿仰卧位，术者站在患儿的侧方，以一手拇指置于患儿足三里穴（小腿前外侧，位于髌骨与髌韧带外侧凹陷下3寸，距胫骨前缘一横指）上，施以点揉法3分钟。施术时以拇指指端吸定于足三里穴上，以肢体的近端带动远端作带动深层组织的小幅度环旋揉动，压力要均匀，动作要协调有节律。

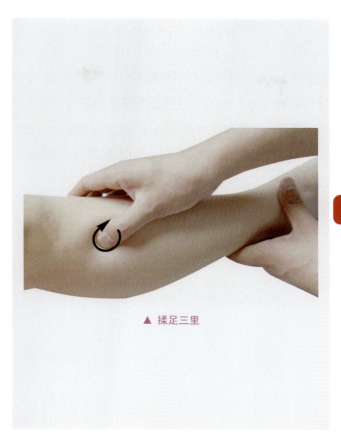

▲ 揉足三里

7. 分推腹阴阳

　　患儿仰卧位，术者站于患儿的侧方，行分推腹阴阳 5 分钟。施术时双手拇指桡侧缘沿肋弓角边缘或自中脘至脐，向两旁分推至两侧的腋中线，称"分推腹阴阳"。着力部位应紧贴皮肤，压力适中，做到轻而不浮、重而不滞。可以涂抹适量滑石粉以减少操作中对皮肤的摩擦。

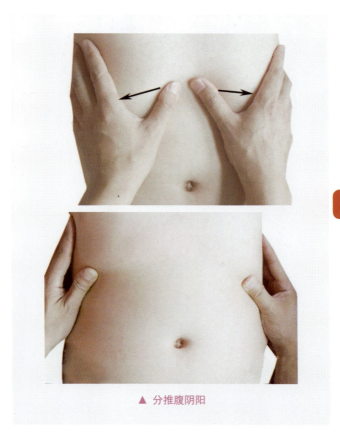

▲ 分推腹阴阳

8. 拿肚角

患儿仰卧位，术者站在患儿的侧方，以拇指、食指、中指三指在肚角穴（脐下 2 寸，旁开 2 寸）处拿 5～8 次。

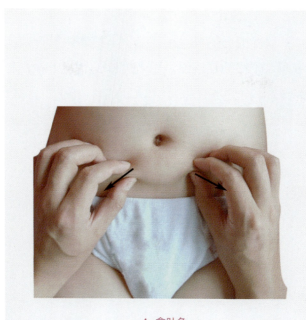

▲ 拿肚角

9. 推四横纹

儿童食指、中指、无名指、小指掌侧第一指间关节横纹处称为四横纹。患儿仰卧位，术者站在患儿的侧方，一手握住患儿手掌，使其四指伸直并拢，掌心向上，另一手四指并拢从患儿食指横纹处推向小指横纹处，称为"推四横纹"，反复操作100次。

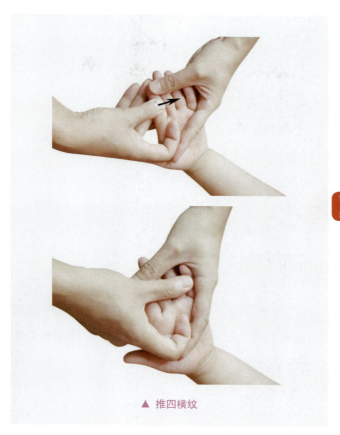

▲ 推四横纹

二、辨证论治

（一）乳食内积

【临床表现】

乳食不思或少思，脘腹胀满，嗳气或呕吐酸腐，大便溏泄，臭如败卵，夹杂不消化食物残渣，或便秘，烦躁不安，夜间哭闹或有发热等，舌苔厚腻，脉滑，指纹淡紫而滞。

【配伍手法】

1. 清胃经

患儿仰卧位，术者站在患儿的侧方，一手扶住患儿前臂，另一手以拇指罗纹面从患儿拇指掌侧第一节向指根方向直推，称为"清胃经"，反复操作300次。

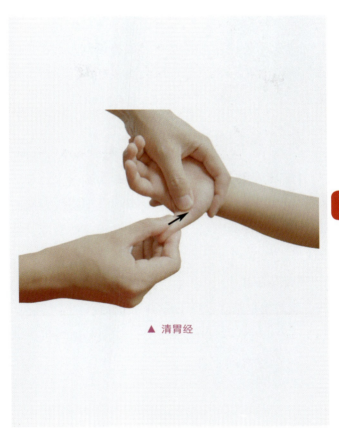

▲ 清胃经

2. 揉板门

患儿仰卧位，术者站在患儿的侧方，一手扶住患儿前臂，另一手以拇指罗纹面按揉患儿手掌大鱼际处，称为"揉板门"，反复操作约 300 次。

（二）脾虚夹积

【临床表现】

食欲不振，不知饥饱，脘腹痞满胀闷，大便溏薄，倦怠。精神不振，面色萎黄，舌淡苔微厚，脉无力，指纹淡滞。

【配伍手法】

着重使用基础治疗手法中"补脾经"。

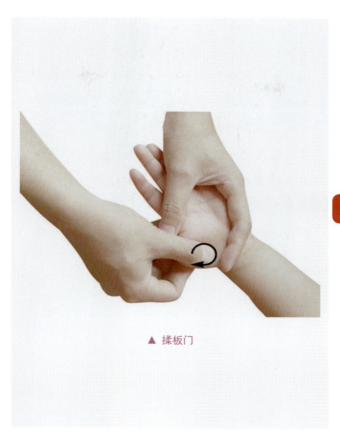

▲ 揉板门

小贴士

第一，定时定量喂养宝宝，让孩子从小养成规律饮食的好习惯。第二，家长要帮助宝宝克服偏食的坏习惯，注意营养的全面性，荤素搭配要适当，克服以零食为主的坏习惯。第三，要注意宝宝的腹部保暖，不要使胃肠道受寒冷刺激，同时尽量减少呼吸道感染。第四，注意保持消化道通畅，养成定时排便的习惯。

第8章 小儿盗汗

　　盗汗，又称"寝汗"。中医学认为，小儿盗汗多由于各种致病因素损伤阴血，阴气虚，不能配阳，于是阳气外蒸，迫汗外出。小儿新陈代谢旺盛，神经系统发育还不健全，调节功能也欠完善，睡熟后产生出汗现象，但不伴有其他症状，其精神、饮食、面色、大小便都正常，属于生理性盗汗，对此尚无须治疗。

　　盗汗是指人入睡以后出汗，醒后即止。症见盗汗、烦热、口干、易哭闹、舌苔少、舌质红、脉细数。

一、基础治疗手法

1. 揉二马

二马穴位于小儿掌背无名指与小指掌指关节后凹陷处。患儿仰卧位，术者站在患儿的侧方，一手托住患儿前臂，另一手以拇指指端揉其二马穴，反复操作100～300次。

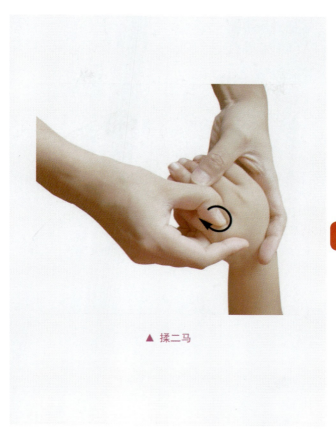

▲ 揉二马

2. 按揉肾顶

以中指或拇指端按揉小儿小指指端，称"揉肾顶"，反复操作 100 次。

3. 补肺经

患儿仰卧位，术者站在患儿的侧方，一手扶住患儿前臂，另一手以拇指罗纹面从患儿无名指末节罗纹面向指根方向直推，称为"补肺经"，反复操作100 次。施行推法时力量要均匀，着力部位要紧贴患儿皮肤沿直线推。

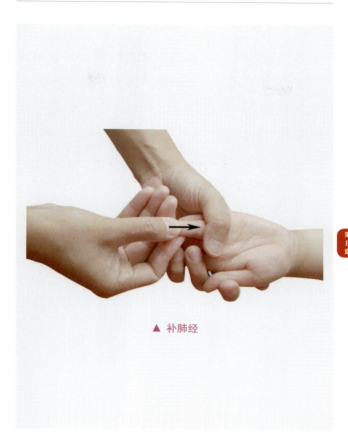

▲ 补肺经

4. 推肾经

患儿仰卧位，术者站在患儿的侧方，一手扶住患儿前臂，另一手以拇指罗纹面从患儿小指指尖向其指根方向直推，称为"推肾经"，反复操作200次。

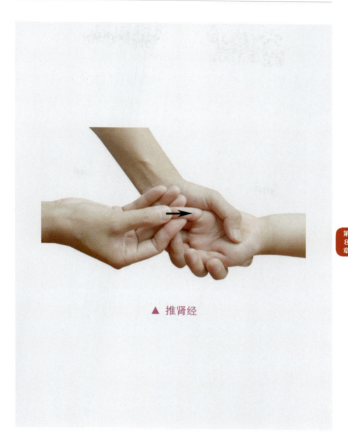

▲ 推肾经

5. 清心经

患儿仰卧位，术者站在患儿的侧方，一手扶住患儿前臂，另一手以拇指罗纹面从患儿中指掌侧指根向指尖方向直推，称为"清心经"，反复操作200次。

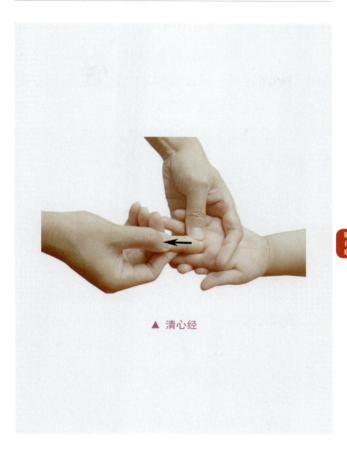

▲ 清心经

6. 揉涌泉

患儿仰卧位，术者站在患儿的侧方，一手托住患儿足跟，另一手以拇指罗纹面揉患儿涌泉穴（足底部，卷足时足前部凹陷处，位于足底二、三趾趾缝纹头与足跟连线的前 1/3 与后 2/3 交点处）50～100 次。

二、辨证论治

（一）表虚不固

【临床表现】

以自汗为主，伴有盗汗，患儿神倦无力，面色少华，手、足欠温，舌质淡，舌苔薄白。

【配伍手法】

着重使用基础治疗手法中"补肺经"。

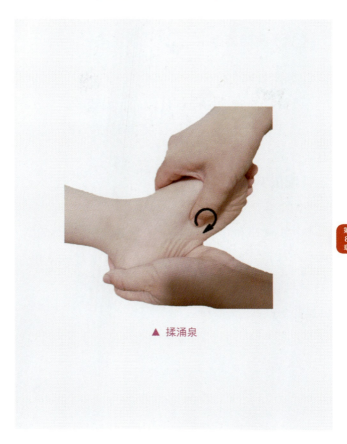

▲ 揉涌泉

（二）气阴两虚

【临床表现】

以盗汗为主，也伴有自汗，汗出较多，患儿消瘦，口干，精神萎靡不振，哭声无力，手足心热，睡觉不实，舌质淡，舌苔少。

【配伍手法】

1. 清肝经

患儿抱坐位或仰卧位，术者站在患儿的侧方，一手扶住患儿的前臂，另一手以拇指罗纹面从患儿食指掌侧指根向指尖方向直推，称为"清肝经"，反复操作 100 次。

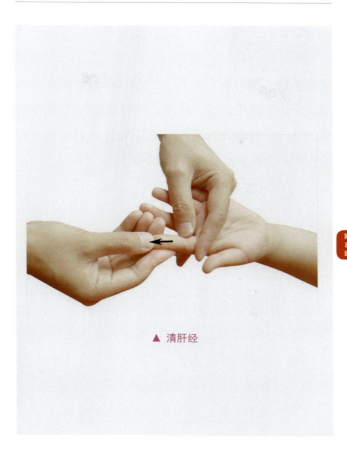

▲ 清肝经

2. 清天河水

患儿仰卧位，术者站在患儿的侧方，一手扶住患儿前臂，另一手以食指、中指罗纹面沿着患儿前臂正中自腕推向肘部，称为"清天河水"，反复操作100次。着力部位要紧贴皮肤，沿着直线推动，压力适中，做到轻而不浮、重而不滞。

小贴士

对于盗汗患儿，家长不能滥用补品，而应调整饮食，控制儿童荤食、甜食的摄入量，让儿童多吃些蔬菜、水果。保持皮肤干爽，注意给多汗的宝宝勤换衣被，随时用软棉布擦身，以保持皮肤干爽。多喝水，保持饮食清淡。

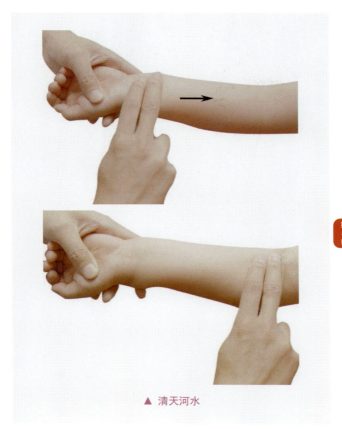

▲ 清天河水

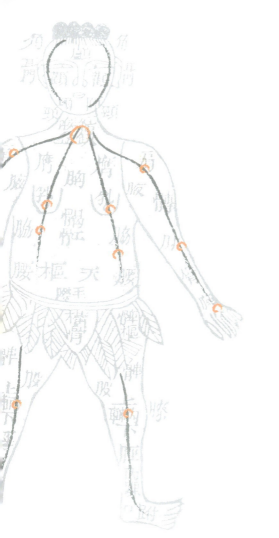

第9章　小儿失眠

　　精神紧张、兴奋、抑郁、恐惧、焦虑等精神因素常会引起儿童失眠。小儿失眠是由先天不足，后天失调，或他病所伤，以致逐渐形成偏盛、偏衰的体质，进而演变为脏腑功能失常，阴阳失调，以肾阴不足为本，虚阳浮亢、心肝火盛为标，从而发生失眠等症。

　　临床多见失眠，心神不宁，多动不安，性情偏拗，可伴有易兴奋，喂食困难，注意力不集中，动作笨拙，健忘遗尿等。

一、基础治疗手法

1. 按揉百会

患儿仰卧位，术者坐于患儿头侧，用拇指指端按揉头顶正中线与两耳尖连线的交点处，反复操作 2 分钟。施术时压力要均匀，动作要协调有节律。

2. 揉太阳

患儿仰卧位，术者坐于患儿头侧，两拇指罗纹面紧贴于患儿头部两侧太阳穴（在眉眼后凹陷中）处做环旋揉动，其余四指轻扶于患儿脑后，称为"揉太阳"，反复操作 2 分钟。施术时压力要均匀，动作要协调有节律。

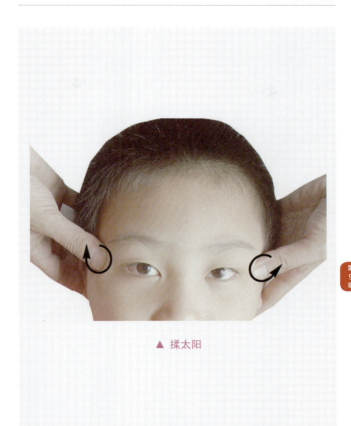

▲ 揉太阳

3. 补脾经

患儿仰卧位，术者站在患儿的侧方，一手扶住患儿前臂，另一手以拇指罗纹面在患儿拇指末节罗纹面上做顺时针方向的旋转推动；也可以将患儿拇指屈曲，术者以拇指罗纹面循患儿拇指桡侧边缘向掌根方向直推，统称"补脾经"，反复操作100 次。

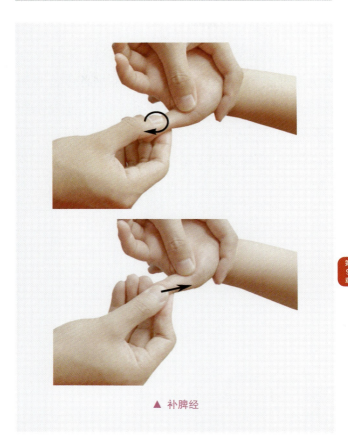

▲ 补脾经

4. 清心经

患儿仰卧位，术者站在患儿的侧方，一手扶住患儿前臂，另一手以拇指罗纹面从患儿中指掌侧指根向指尖方向直推，称为"清心经"，反复操作200次。

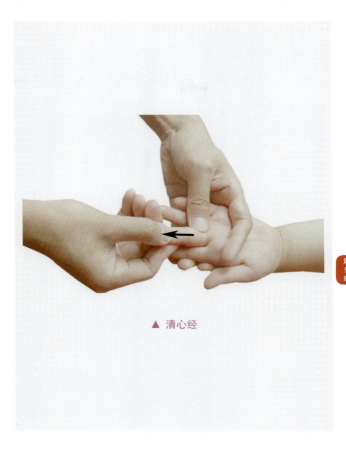

▲ 清心经

第
9
章

5. 清肝经

患儿抱坐位或仰卧位，术者站在患儿的侧方，一手扶住患儿前臂，另一手以拇指罗纹面从患儿食指掌侧指根向指尖方向直推，称为"清肝经"，反复操作 100 次。

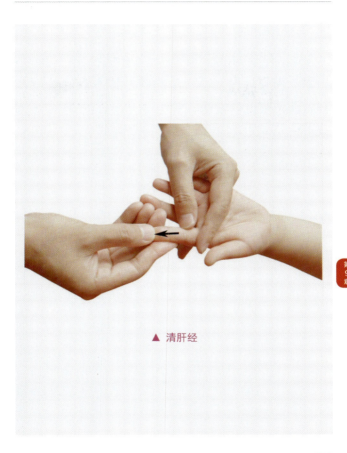

▲ 清肝经

6. 推肾经

患儿仰卧位，术者站在患儿的侧方，一手扶住患儿前臂，另一手以拇指罗纹面从患儿小指指尖向其指根方向直推，称为"推肾经"，反复操作200次。

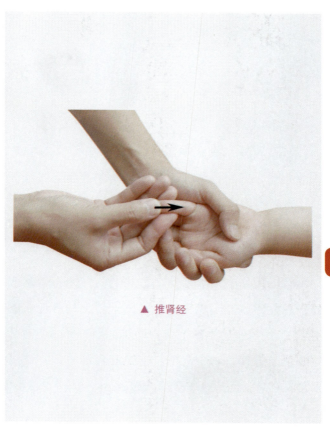

▲ 推肾经

二、辨证论治

（一）心脾两虚

【临床表现】

难以入睡，或寐中多梦易醒，醒后不易再寐，或兼心悸，健忘，神疲，纳差，面色萎黄，口淡无味，食后腹胀，便溏，舌质淡胖，苔薄白，脉细弱。

【配伍手法】

1. 揉中脘

患儿仰卧位，术者站在患儿的侧方，将手掌轻放于患儿中脘穴（脐上4寸，位于剑突与脐连线的中点），沉肩垂肘，以前臂带动腕，顺时针、逆时针间隔反复操作，各100下。用力宜轻不宜重，速度宜缓不宜急，随患儿呼吸节律按揉。

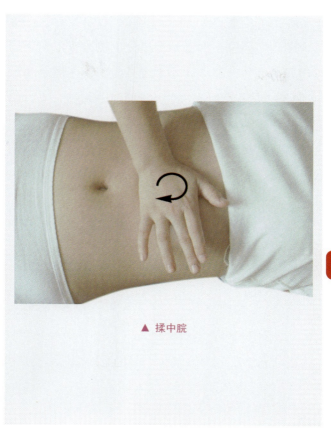

▲ 揉中脘

2. 揉足三里

患儿仰卧位，术者站在患儿的侧方，以一手拇指置于患儿足三里穴（小腿前外侧，位于髌骨与髌韧带外侧凹陷下 3 寸，距胫骨前缘一横指）上，施以点揉法 5 分钟。施术时以拇指指端吸定于足三里穴上，以肢体的近端带动远端作带动深层组织的小幅度环旋揉动，压力要均匀，动作要协调有节律。

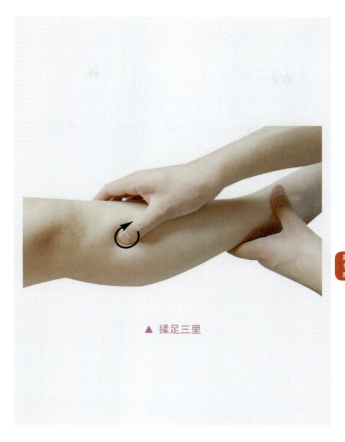

▲ 揉足三里

（二）胃气不和

【临床表现】

失眠兼脘腹痞满，嗳腐吞酸，大便异臭，或腹痛、便秘、纳差，舌苔垢浊或厚腻，脉弦或滑数。

【配伍手法】

1. 清大肠

患儿抱坐位或仰卧位，术者站在患儿的侧方，一手扶住患儿前臂，另一手以拇指罗纹面在患儿食指桡侧缘，自虎口向食指尖直推 100 次。

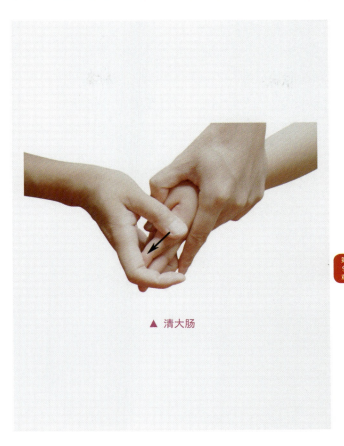

▲ 清大肠

2. 揉板门

患儿仰卧位，术者站在患儿的侧方，一手扶住患儿前臂，另一手以拇指罗纹面按揉患儿手掌大鱼际处，称为"揉板门"，反复操作约 300 次。

（三）心火炽盛

【临床表现】

心烦失眠，五心烦热，口舌生疮，口干腰酸，遗精早泄，舌红，脉细数。

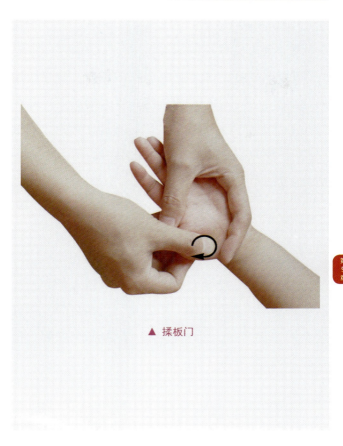

▲ 揉板门

【配伍手法】

揉小天心

患儿仰卧位，术者站在患儿的侧方，一手托住患儿前臂，使其掌心向上，另一手以拇指罗纹面在患儿手掌大小鱼际交界的凹陷处按揉，称为"揉小天心"，反复操作300次。注意用力均匀，力度适中，以患儿可以忍受为度。

（四）肝郁化火

【临床表现】

失眠的同时伴性情急躁易怒，不易入睡或入睡后多梦易醒，胸胁胀满，善太息，口苦目赤，不思饮食，口渴喜饮，小便秘结，舌质红，苔黄，脉弦数。

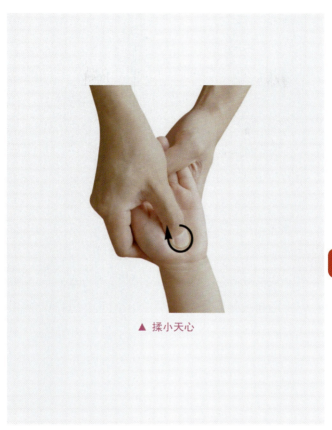

▲ 揉小天心

【配伍手法】

着重使用基础治疗手法中"清肝经"。

（五）阴虚火旺

【临床表现】

失眠心烦，兼见手足心热，盗汗，口干，咽燥，耳鸣健忘，腰酸梦遗，心悸不安，口舌生疮，舌尖红赤，少苔或无苔，脉细数。

【配伍手法】

1. 揉涌泉

患儿仰卧位，术者站在患儿的侧方，一手托住患儿足跟，另一手以拇指罗纹面揉患儿涌泉穴（足底部，卷足时足前部凹陷处，位于足底二、三趾趾缝纹头与足跟连线的前 1/3 与后 2/3 交点处）50～100 次。

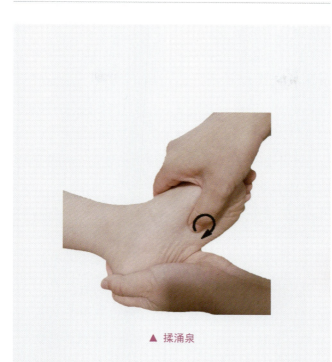

▲ 揉涌泉

2. 揉三阴交

患儿正坐位，术者站在患者的前方，一手托住患儿小腿，另一手拇指点按患儿内踝上 3 寸处，即三阴交穴，施以点揉法 3 分钟。术者以拇指指端吸定于三阴交穴上，以肢体的近端带动远端作带动深层组织小幅度的环旋揉动，压力要均匀，动作要协调有节律。

小贴士

宝宝午睡的时间不宜过长，一般 2 小时左右已足够；晚饭及临睡前不要让宝宝吃得太饱；采用一些有助睡眠的方法，如用热水洗脸、泡脚等；做一些睡觉的准备，给孩子讲轻松愉快的故事或听轻松的音乐，在睡前半小时内安静下来，放松心情，会有助于孩子入睡；注意室内空气流通。

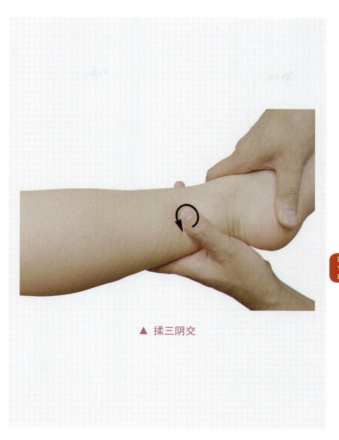

▲ 揉三阴交

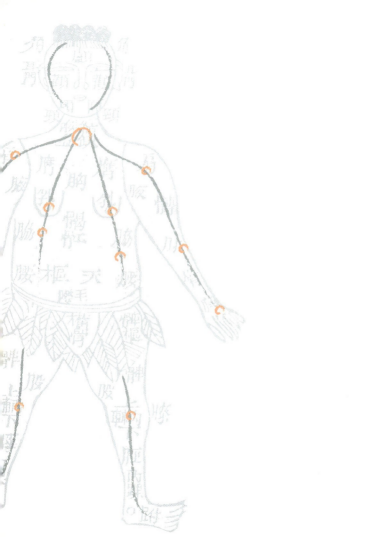

第 10 章　小儿湿疹

　　湿疹是由多种内外因素引起的一种具有明显渗出倾向的皮肤炎症反应。初起局部皮损潮红灼热，继而丘疹成片，或水疱密集，渗液流津，边缘弥漫不清，瘙痒剧烈，抓破后痒痛相兼。皮损呈多形性，如潮红、丘疹、水疱、糜烂、渗出、痂皮、脱屑，常多种形态同时存在。可发展成亚急性或慢性湿疮，时轻时重，反复不愈。湿疹急性期剧烈瘙痒，夜晚尤甚，致小儿烦躁哭闹而影响睡眠和进食，严重影响小儿的身体健康和正常发育。本病多因胎中遗热遗毒，或饮食失调，脾失健运，内蕴湿热，外受风湿热邪而致。

第10章

一、基础治疗手法

1. 清胃经

患儿仰卧位，术者站在患儿的侧方，一手扶住患儿前臂，另一手以拇指罗纹面在患儿拇指掌侧第一节向指根方向直推，称为"清胃经"，反复操作300次。

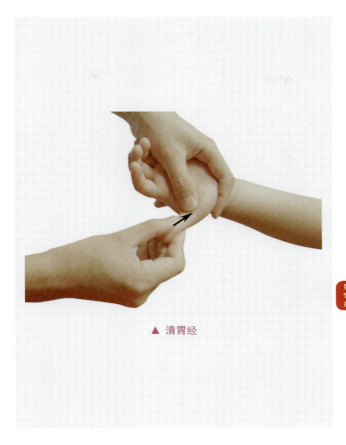

▲ 清胃经

2. 清大肠

患儿抱坐位或仰卧位，术者站在患儿的侧方，一手扶住患儿前臂，另一手以拇指罗纹面在患儿食指桡侧缘，自虎口向食指尖直推 100 次。

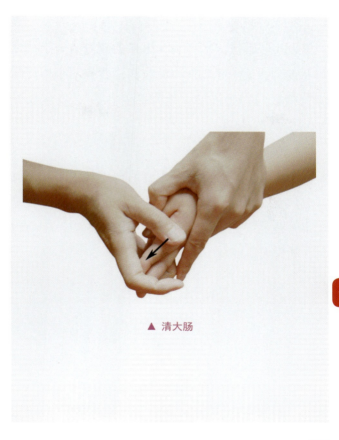

▲ 清大肠

3. 清小肠

患儿仰卧位，术者站在患儿的侧方，一手扶住患儿前臂，另一手以拇指罗纹面沿着患儿小指尺侧缘自指根向指尖直推，称为"清小肠"，反复操作300次。

4. 点揉阴陵泉、丰隆、血海

患儿坐位或仰卧位，术者站在患儿的侧方，点揉各穴约2分钟。施术时动作要和缓，指力要吸定于患儿皮肤，力量要透达穴位的深层组织，压力均匀，动作要协调有节律。

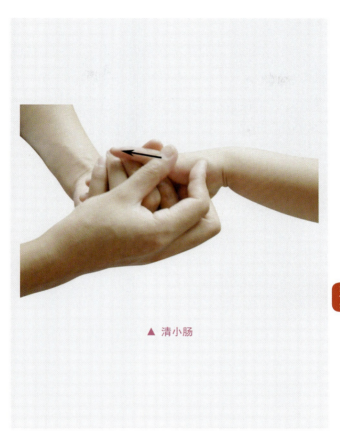

▲ 清小肠

5. 揉三阴交

患儿正坐位，术者站在患者的前方，一手托住患儿小腿，另一手拇指点按患儿内踝上 3 寸处，即三阴交穴，施以点揉法 3 分钟。术者以拇指指端吸定于三阴交穴上，以肢体的近端带动远端作带动深层组织小幅度的环旋揉动，压力要均匀，动作要协调有节律。

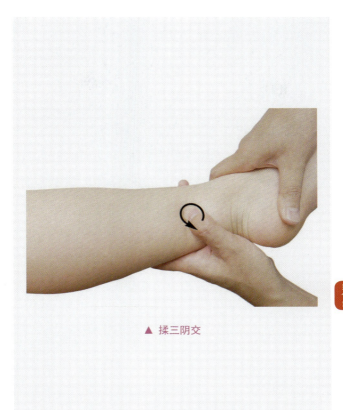

▲ 揉三阴交

二、辨证论治

（一）湿热内蕴

【临床表现】

发病急、病程短，相当于急性湿疹或慢性湿疹急性发作。表现为皮肤潮红，肿胀灼热，状如涂丹，继而粟疹成片或水疱密集，渗液流津，瘙痒无休，抓后痒痛相兼，渗出不止，常伴身热心烦，口渴思饮，大便秘结，小溲黄赤，舌质红，苔黄腻，脉弦滑数。

【配伍手法】

清天河水

患儿仰卧位，术者站在患儿的侧方，一手扶住患儿前臂，另一手以食指、中指罗纹面沿着患儿前臂正中自腕推向肘部，称为"清天河水"，反复操作

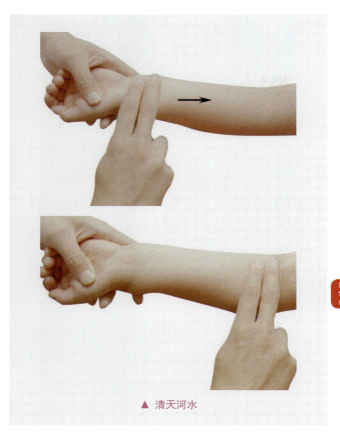

▲ 清天河水

100 次。注意着力部位要紧贴皮肤，沿着直线推动，压力适中，做到轻而不浮，重而不滞。

（二）脾虚血燥

【临床表现】

多见于慢性湿疹。病程日久，皮损以"厚"为特点。皮肤粗糙肥厚，相对局限，有明显瘙痒，易渗出，表面有抓痕、血痂，可伴色素沉着，可有身倦乏力，食纳不香，失眠多梦等，舌质淡、体胖，苔白，脉沉缓。

【配伍手法】

1. 补脾经

患儿仰卧位，术者站在患儿的侧方，一手扶住患儿的前臂，另一手以拇指罗纹面在患儿拇指末节罗纹面上做顺时针方向的旋转推动；也可以将患儿拇指屈曲，术者以拇指罗纹面循患儿拇指桡侧边缘

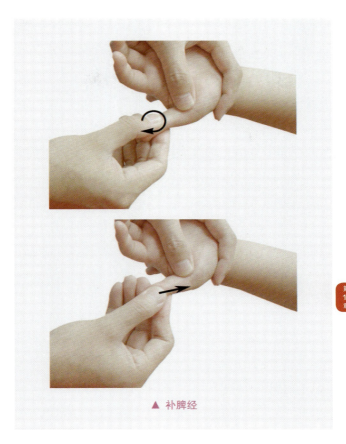

▲ 补脾经

向掌根方向直推，统称"补脾经"，反复操作100次。

2. 揉足三里

患儿仰卧位，术者站在患儿的侧方，以一手拇指置于患儿足三里穴（小腿前外侧，位于髌骨与髌韧带外侧凹陷下3寸，距胫骨前缘一横指）上，施以点揉法3分钟。施术时以拇指指端吸定于足三里穴上，以肢体的近端带动远端作带动深层组织的小幅度环旋揉动，压力要均匀，动作要协调有节律。

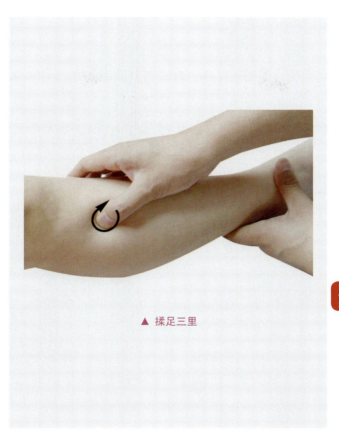

▲ 揉足三里

3. 拿揉风池

患儿坐位，术者站在患儿的后方，一手扶住患儿前额，另一手以拇、食二指罗纹面相对用力拿揉患儿风池穴（颈后枕骨下，位于胸锁乳突肌与斜方肌三角凹陷中），反复操作 2 分钟。注意本法操作时不可过度用力，以免引起小儿不适。

小贴士

对于湿疹患儿，应加强护理，注意饮食调摄，忌食鱼腥等刺激性食物。贴身衣服可选用棉质材料，衣着应宽松、轻软；衣物、枕头、被褥等要经常更换，保持干爽。室温不宜过高，否则会使湿疹痒感加重。湿疹外敷药物，忌用水洗，待其结痂后，痂落自愈。

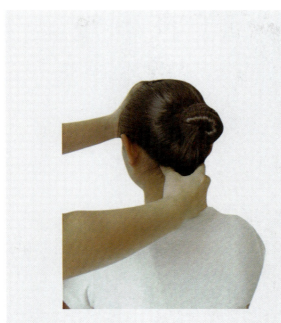

▲ 拿揉风池

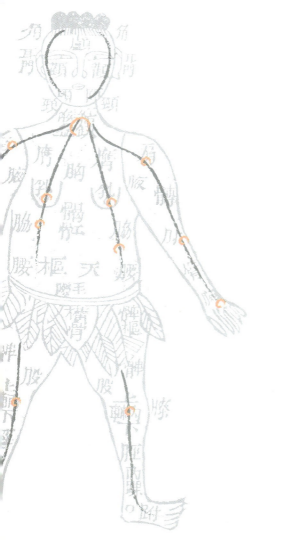

第 11 章　小儿荨麻疹

　　小儿荨麻疹病因多为正气虚弱，复感风寒、风热之邪，或平素体弱，阴血不足等。部分患儿发病前可找到致病原因或诱因，如进食蛋白质类食物，如鱼、虾、菇等；对某些物理因素，如寒冷、炎热、日光等敏感；或有寄生虫感染、体内慢性感染灶和精神情绪变化等。一般将病期在 6 周以内者称为急性荨麻疹，超过 6 周为慢性荨麻疹。

　　皮损常突然发生，先有皮肤瘙痒，随即起风团，呈鲜红色或苍白色或皮肤色，风团大小不一，形态多样，呈圆形、椭圆形、不规则形，此起彼伏，皮损可随瘙痒而增多，融合成大片。本病部位不定，可泛发全身，也可局限于某一部位，有时黏膜亦可受累。胃肠道受累者可伴有恶心、呕吐、腹痛、腹泻，全身症状可有发热。部分以钝器在皮肤上划痕后，局部出现与划痕一致的风团。

一、基础治疗手法

1. 点揉曲池

患儿坐位或仰卧位，术者站在患儿的侧方，一手扶住患肢，另一手点揉该患肢曲池穴，点揉 2 分钟。施术时动作要和缓，指力要吸定于患儿皮肤，力量要透达穴位的深层组织，压力均匀，动作要协调有节律。

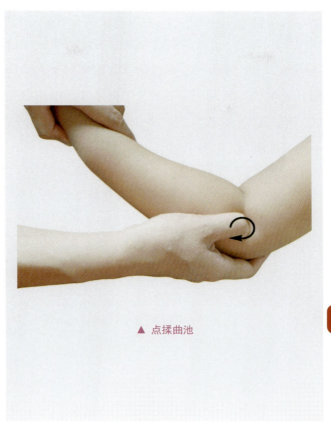

▲ 点揉曲池

2. 拿揉风池

患儿坐位，术者站在患儿的后方，一手扶住患儿前额，另一手以拇、食二指罗纹面相对用力拿揉患儿风池穴（颈后枕骨下，位于胸锁乳突肌与斜方肌三角凹陷中），反复操作 2 分钟。注意本法操作时不可过度用力，以免引起小儿不适。

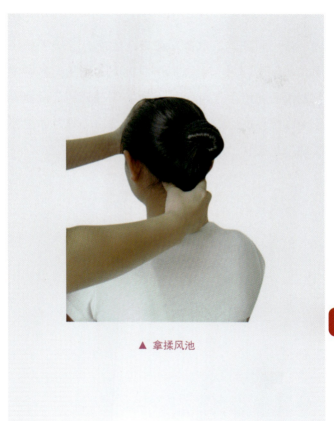

▲ 拿揉风池

3. 补肺经

患儿仰卧位，术者站在患儿的侧方，一手扶住患儿的前臂，另一手以拇指罗纹面从患儿无名指末节罗纹面向指根方向直推，称为"补肺经"，反复操作 100 次。注意做此法时力量要均匀，着力部位要紧贴患儿皮肤，沿直线推动。

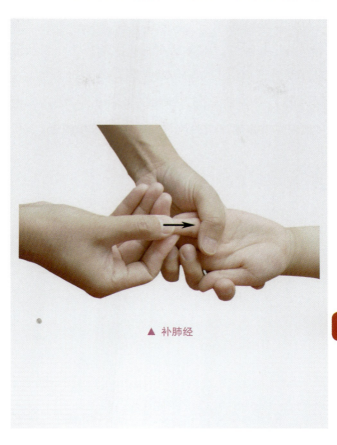

▲ 补肺经

4. 揉外劳宫

患儿仰卧位，术者站在患儿的侧方，一手扶住患儿前臂，另一手以拇指端在患儿外劳宫（在手背侧，第 1、2 掌骨之间，掌指关节后 0.5 寸处）穴上环旋揉动 300 次。此法对于风寒感冒效果较好。

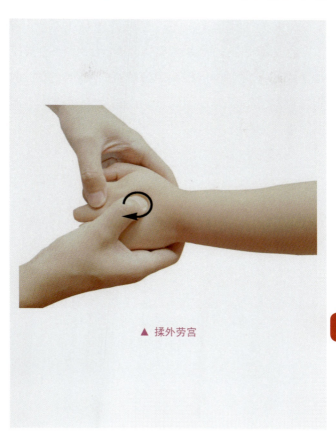

▲ 揉外劳宫

5. 掐二扇门

患儿仰卧位，术者坐在患儿身侧，用两手拇指指甲掐患儿掌背中指根两侧凹陷处，称为"掐二扇门"，反复掐揉 100～300 次。注意用力适度，不可掐破患儿皮肤。

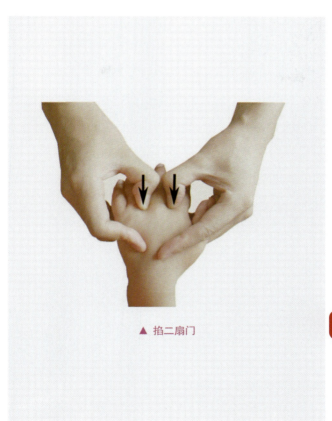

▲ 掐二扇门

6. 擦八髎

患儿俯卧位，术者站在患儿的侧方，将一手手掌放于患儿骶部八髎穴（正对 8 个骶后孔处，左右各 4 个）处，沿着八髎穴走向作往返直线快速擦动 3 分钟。注意手掌要紧贴患儿腰部皮肤，压力适中，速度要均匀且快，沿直线往返操作，不可歪斜，使产生的热量透达深层组织，即"透热"。

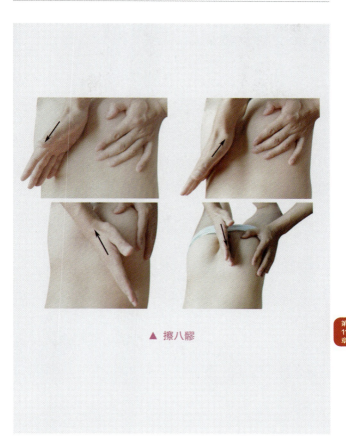

▲ 擦八髎

二、辨证论治

（一）风热犯表

【临床表现】

小儿风团色红，灼热剧痒，遇热加重，发热，咽喉肿痛，舌苔薄黄，脉浮数，指纹红紫。

【配伍手法】

1. 点揉尺泽

患儿坐位或仰卧位，术者站在患儿的侧方，一手扶住患肢，另一手点揉该患肢尺泽穴，点揉2分钟。施术时动作要和缓，指力要吸定于患儿皮肤，力量要透达穴位的深层组织，压力均匀，动作要协调有节律。

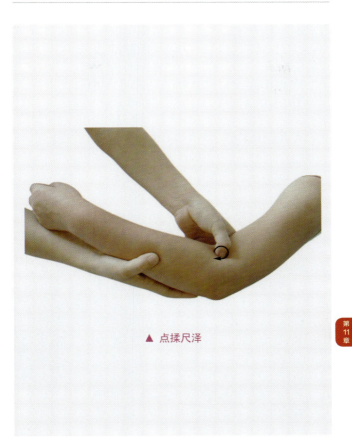

▲ 点揉尺泽

2. 按揉大椎

患儿正坐位或俯卧位，术者站在患儿的侧方，以一手拇指置于患儿大椎穴（第 7 颈椎棘突下缘），向下按压同时环旋揉动 2 分钟。注意，拇指吸定于穴位，力度以患儿能耐受为宜。

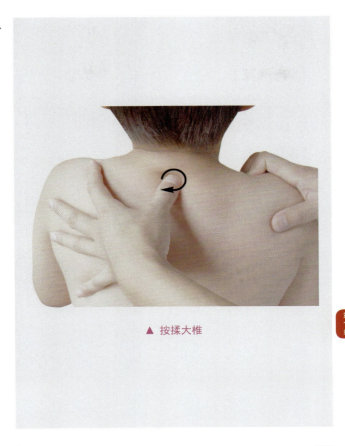

▲ 按揉大椎

（二）风寒束表

【临床表现】

小儿风团色白，遇风寒加重，恶寒，舌淡，苔薄白，脉浮紧，指纹红。

【配伍手法】

1. 揉一窝风

患儿仰卧位，术者站在患儿的侧方，一手托住患儿前臂，使其掌心向下，另一手以拇指罗纹面按揉患儿一窝风（手背腕横纹中央凹陷处），反复操作300 次。注意用力均匀，力度适中，以患儿可以忍受为度。

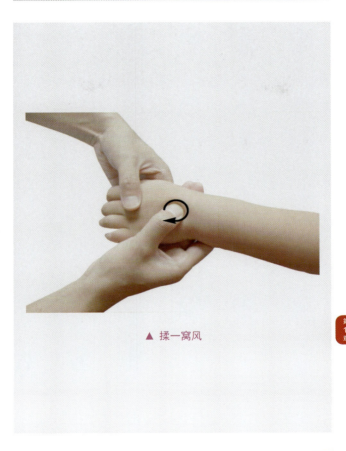

▲ 揉一窝风

2. 揉肺俞

患儿俯卧位，术者站在患儿的侧方，以一手食、中指指端分别置于患儿两侧肺俞（在背部第 3 胸椎棘突下，旁开 1.5 寸处）穴上，环旋揉动 2～3 分钟。

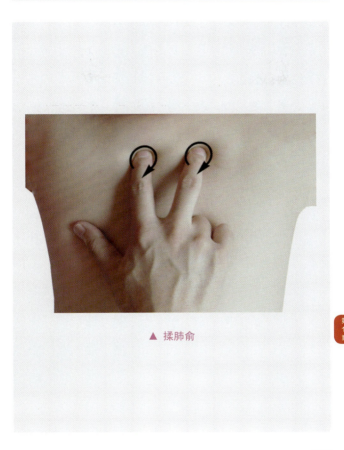

▲ 揉肺俞

（三）血虚风燥

【临床表现】

小儿风疹反复发作，迁延日久，午后或夜间加重，心烦少寐，口干，手足心热，舌红苔少，脉细数无力。

【配伍手法】

1. 揉三阴交

患儿正坐位，术者站在患者的前方，一手托住患儿小腿，另一手拇指点按患儿内踝上 3 寸处，即三阴交穴，施以点揉法 3 分钟。术者以拇指指端吸定于三阴交穴上，以肢体的近端带动远端作带动深层组织小幅度的环旋揉动，压力要均匀，动作要协调有节律。

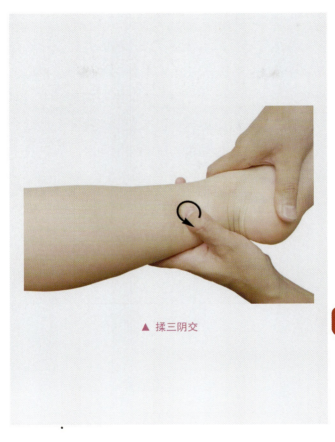

▲ 揉三阴交

2. 揉足三里

患儿仰卧位，术者站在患儿的侧方，以一手拇指置于患儿足三里穴（小腿前外侧，位于髌骨与髌韧带外侧凹陷下3寸，距胫骨前缘一横指）上，施以点揉法5分钟。施术时以拇指指端吸定于足三里穴上，以肢体的近端带动远端作带动深层组织的小幅度环旋揉动，压力要均匀，动作要协调有节律。

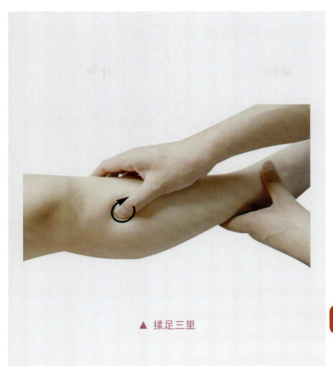

▲ 揉足三里

（四）胃肠实热

【临床表现】

小儿风团色红，成块成片，脘腹疼痛，恶心呕吐，便秘或泄泻，苔黄腻，脉滑数，指纹紫而滞。

【配伍手法】

1. 清胃经

患儿仰卧位，术者站在患儿的侧方，一手扶住患儿前臂，另一手以拇指罗纹面在患儿拇指掌侧第一节向指根方向直推，称为"清胃经"，反复操作300次。

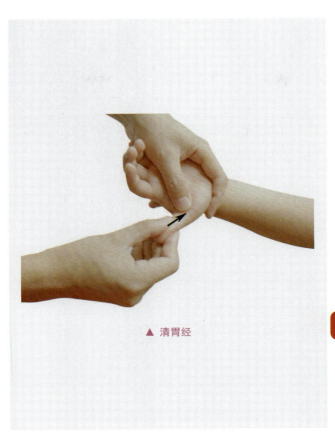

▲ 清胃经

2. 退六腑

患儿仰卧位，术者站在患儿的侧方，一手扶住患儿前臂，另一手以拇指或食、中指指面沿着患儿前臂尺侧，从患儿的肘部向腕部直推，称为"退六腑"，反复操作 300 次。在推动的过程中，注意指面要紧贴患儿的皮肤，压力要适中。

> **小贴士**
>
> 荨麻疹未发作时，应注意寻找和祛除病因，积极调整胃肠道功能，清除肠道寄生虫，调整内分泌，治疗慢性病灶，避免接触致敏的食物、药物、动物皮毛等。患病期间，要避免强烈搔抓及热水烫洗，不要滥用刺激性的外用药，保持饮食清淡，忌食鱼腥海味、辛辣酒酪等食物。平时适当调摄生活起居，适应气候寒温变化，加强体育锻炼，保持精神安怡。

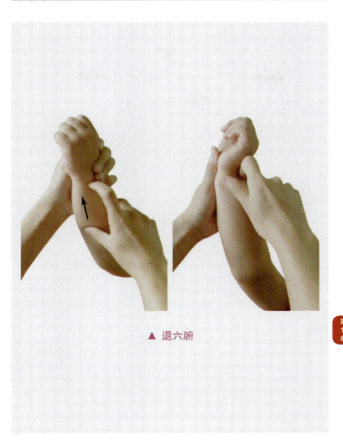

▲ 退六腑

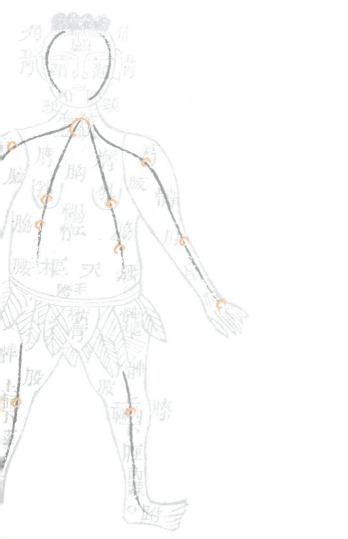

第 12 章　小儿鼻炎

鼻炎是由气候变化、环境和全身因素，鼻子邻近器官病变的炎症扩散及自身抵抗力降低等因素引起，其中抵抗力降低为反复发作及病情迁延的主要内因。以发病急缓和病程长短为依据，可划分为急性鼻炎、慢性鼻炎及过敏性鼻炎。发病原因有：一是外在因素，多为风寒、疫气之邪侵袭鼻窍；二是内在因素，多因脏腑功能失调所致。因此，鼻炎的发生是机体的内因为本，外因为标，外因与内因合而为患。

鼻炎临床以鼻塞、鼻痒、喷嚏或流涕为主要症状。

一、基础治疗手法

1. 开天门

患儿仰卧位，术者坐于患儿头侧，用两手拇指指腹着力于前额，自印堂（眉心）至神庭（印堂之上，入前发际 0.5 寸）做抹法，称为"开天门"，反复操作 30～50 次。施术时以拇指的近端带动远端，做上下单方向移动，其余四指置于头的两侧，相对固定。

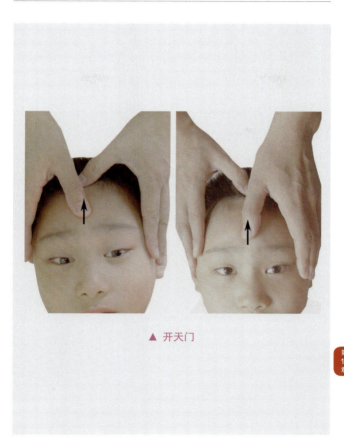

▲ 开天门

2. 清肺经

患儿仰卧位，术者站在患儿的侧方，一手扶住患儿前臂，另一手以拇指罗纹面从患儿无名指掌侧指根向指尖方向直推，称为"清肺经"，反复操作100次。施行推法时力量要均匀，着力部位要紧贴患儿皮肤沿直线推。

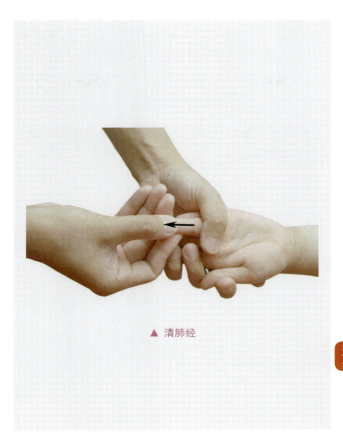

▲ 清肺经

3. 退六腑

患儿仰卧位，术者站在患儿的侧方，一手扶住患儿前臂，另一手以拇指或食、中指指面沿着患儿前臂尺侧，从患儿的肘部向腕部直推，称为"退六腑"，反复操作 300 次。在推动的过程中，注意指面要紧贴患儿的皮肤，压力要适中。

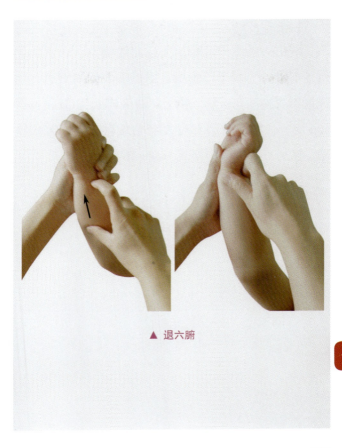

▲ 退六腑

4. 清天河水

患儿仰卧位，术者站在患儿的侧方，一手扶住患儿前臂，另一手以食指、中指罗纹面沿着患儿前臂正中自腕推向肘部，称为"清天河水"，反复操作100 次。注意，着力部位要紧贴皮肤，沿着直线推动，压力适中，做到轻而不浮、重而不滞。

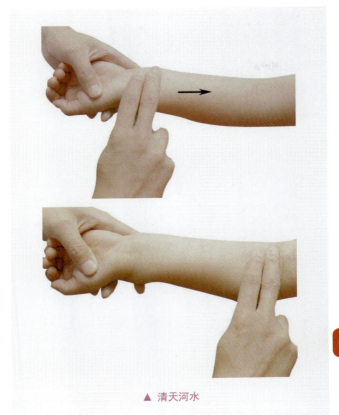

▲ 清天河水

5. 揉肺俞

患儿俯卧位，术者站在患儿的侧方，以一手食、中指指端分别置于患儿两侧肺俞（在背部第 3 胸椎棘突下，旁开 1.5 寸处）穴上，环旋揉动 2～3 分钟。

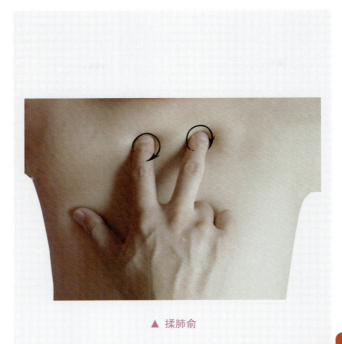

▲ 揉肺俞

6. 按揉大椎

患儿正坐位或俯卧位，术者站在患儿的侧方，以一手拇指置于患儿大椎（第 7 颈椎棘突下缘）穴上，向下按压同时环旋揉动 2 分钟。注意，拇指应吸定于穴位，力度以患儿能耐受为宜。

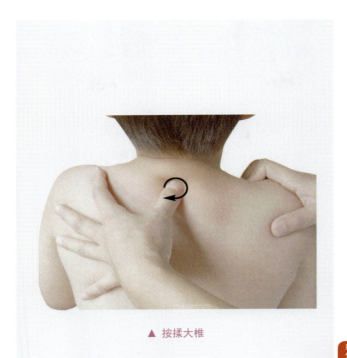

▲ 按揉大椎

7. 点揉风池

患儿坐位，术者站在患儿的侧方，一手扶住患儿前额部，另一手拇指和食指同时点揉两侧的风池穴（颈后枕骨下，位于胸锁乳突肌与斜方肌三角凹陷中），反复操作2分钟。施术时动作要和缓，指力要吸定于患儿皮肤，力量要透达穴位的深层组织，压力均匀，动作要协调有节律。

8. 点揉迎香

患儿坐位，术者站在患儿的侧方，双手点揉迎香穴，反复操作2分钟。施术时动作要和缓，指力要吸定于患儿皮肤，力量要透达穴位的深层组织，压力均匀，动作要协调有节律。

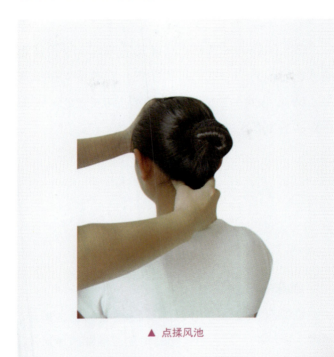

▲ 点揉风池

9. 揉外劳宫

患儿仰卧位，术者站在患儿的侧方，一手扶住患儿前臂，另一手以拇指端在患儿外劳宫（在手背侧，第1、2掌骨之间，掌指关节后0.5寸处）穴上环旋揉动300次。

二、辨证论治

（一）急性鼻炎

【临床表现】

因受凉、疲劳等引起，多表现为鼻塞、鼻痒、喷嚏、流清涕，若入里化热，可见流浊涕或黄脓涕，伴恶寒发热，头痛，口干，便秘等。

【配伍手法】

着重使用基础治疗手法中"清肺经""退六腑"。

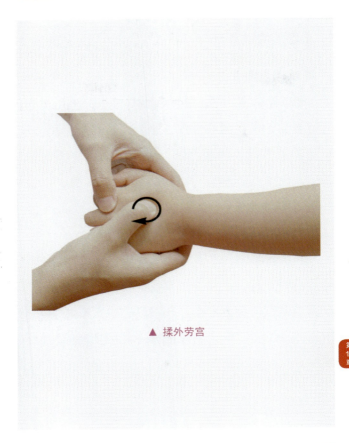

▲ 揉外劳宫

（二）慢性鼻炎

【临床表现】

间歇性鼻塞，多在寒冷时或早晚、静坐后鼻塞；时有鼻涕，常为黏液性涕，量少，若感染后可出现黏脓涕；鼻黏膜肿胀，以下鼻甲为著，表面光滑、湿润，色泽多呈暗红，探针触之柔软有弹性。

【配伍手法】

1. 补脾经

患儿仰卧位，术者站在患儿的侧方，一手扶住患儿前臂，另一手以拇指罗纹面在患儿拇指末节罗纹面上做顺时针方向的旋转推动；也可以将患儿拇指屈曲，术者以拇指罗纹面循患儿拇指桡侧边缘向掌根方向直推，统称"补脾经"，反复操作 100 次。

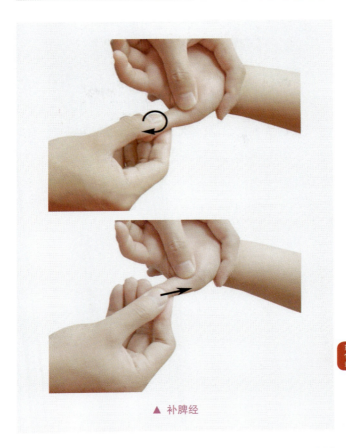

▲ 补脾经

2. 揉足三里

患儿仰卧位，术者站在患儿的侧方，以一手拇指置于患儿足三里穴（小腿前外侧，位于髌骨与髌韧带外侧凹陷下 3 寸，距胫骨前缘一横指）上，施以点揉法 3 分钟。施术时以拇指指端吸定于足三里穴上，以肢体的近端带动远端作带动深层组织的小幅度环旋揉动，压力要均匀，动作要协调有节律。

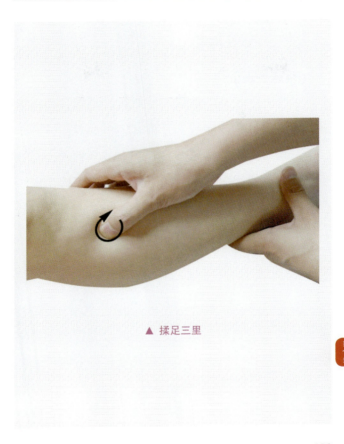

▲ 揉足三里

（三）过敏性鼻炎

【临床表现】

突然出现鼻塞、流清涕、连续打喷嚏，凸出表现为眼睛、鼻子、咽喉部及外耳道瘙痒难耐，一年四季都可发病，但主要发生在春夏或夏秋季，与花粉、扬尘等有很大关系。部分患儿由于瘙痒重而烦躁啼哭，一般4～5天会逐渐好转。如果合并感染还会流黄脓鼻涕，或常年鼻塞、流涕，转为慢性鼻炎。

【配伍手法】

1. 运内八卦

患儿仰卧位，术者站在患儿的侧方，一手扶住患儿四指，使其掌心向上，另一手以食、中二指夹住患儿拇指，并以拇指端自患儿掌根处顺时针方向做环形推动，称为"运内八卦"，反复操作100次。操作时宜轻不宜重，宜缓不宜急，在体表旋绕摩擦

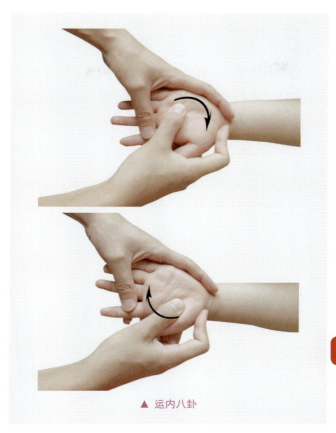

▲ 运内八卦

推动。

2. 推三关

患儿仰卧位，术者站在患儿的侧方，一手扶住患儿前臂，另一手以拇指桡侧面或食、中指指面沿着患儿前臂桡侧，从患儿的腕部向肘部直推，称为"推三关"，反复操作200次。在推动的过程中，注意指面要紧贴患儿的皮肤，压力要适中。

小贴士

季节交替时，注意防寒保暖，避免着凉，预防感冒；纠正用手挖鼻的习惯；积极锻炼身体，增强抵抗力；过敏性鼻炎要避免接触过敏源；注意室内通风；饮食不要过于辛辣。

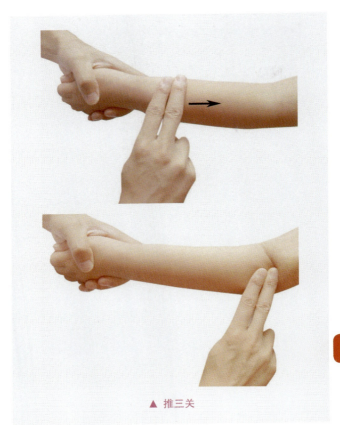

▲ 推三关

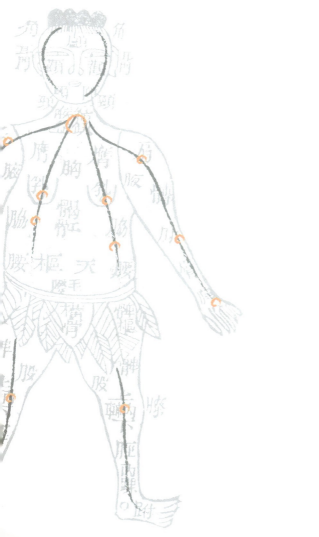

第13章 其 他

一、青少年近视眼

近视是指视近清楚、视远模糊，一般无全身症状，或伴眼睛干涩，易疲劳。高度近视可表现为眼睛变形、聚焦不良等。

中医学认为，五脏六腑的精气上升到眼睛，眼睛得到气血的滋养而能看到外界景物，因此近视多由于先天发育不良，用眼不当或用眼过度，或营养不均衡等多种原因引起。先天肝肾亏虚，后天喂养失当，使精血生成不足；或用眼过度，精血耗伤，精血不能濡养眼睛，最终导致近视。

基础治疗手法如下。

1. 揉抹眼眶

患儿仰卧位，术者坐在患儿的头侧，一手扶住患儿头部，另一手以拇指或中指指腹环绕患儿眼眶，反复揉抹1分钟，以微微发热为度，用力宜轻不宜重，宜缓不宜急。

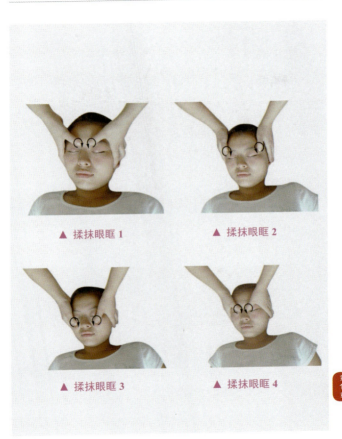

▲ 揉抹眼眶 1

▲ 揉抹眼眶 2

▲ 揉抹眼眶 3

▲ 揉抹眼眶 4

2. 点揉睛明

患儿仰卧位，术者坐在患儿的头侧，一手扶住患儿的头部，另一手以拇指或中指指腹点揉睛明穴，反复操作 2 分钟。施术时动作要和缓，指力要吸定于患儿皮肤，压力均匀，用力宜轻不宜重，动作应协调有节律。

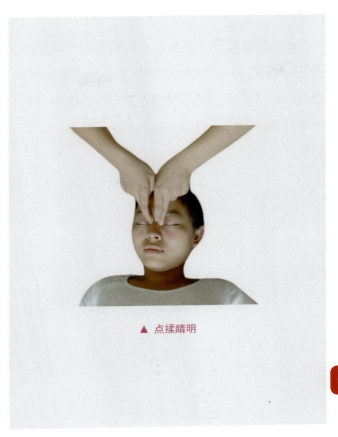

▲ 点揉睛明

3. 点揉鱼腰

患儿仰卧位，术者坐在患儿的头侧，一手扶住患儿头部，另一手以拇指或中指指腹点揉鱼腰穴，反复操作 2 分钟。施术时动作要和缓，指力要吸定于患儿皮肤，压力均匀，用力宜轻不宜重，动作应协调有节律。

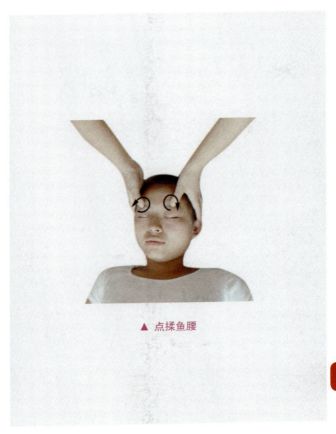

▲ 点揉鱼腰

4. 点揉瞳子髎

患儿仰卧位，术者坐在患儿的头侧，一手扶住患儿头部，另一手以拇指或中指指腹点揉瞳子髎穴，反复操作 2 分钟。施术时动作要和缓，指力要吸定于患儿皮肤，压力均匀，用力宜轻不宜重，动作应协调有节律。

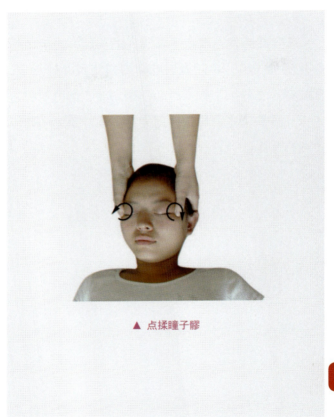

▲ 点揉瞳子髎

5. 点揉球后

患儿仰卧位，术者坐在患儿的头侧，一手扶住患儿头部，另一手以拇指或中指指腹点揉球后穴，反复操作 2 分钟。施术时动作要和缓，指力要吸定于患儿皮肤，压力均匀，用力宜轻不宜重，动作应协调有节律。

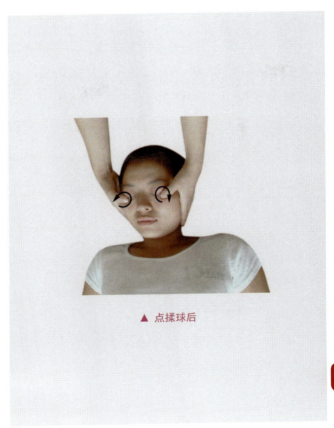

▲ 点揉球后

6. 推坎宫

患儿仰卧位，术者坐于患儿头侧，用两手拇指的桡侧面着力于前额，自眉心向眉梢做分推，称为"推坎宫"，反复操作 30～50 次。施术时要压力始终如一，做到轻而不浮、重而不滞，方向由内向外。

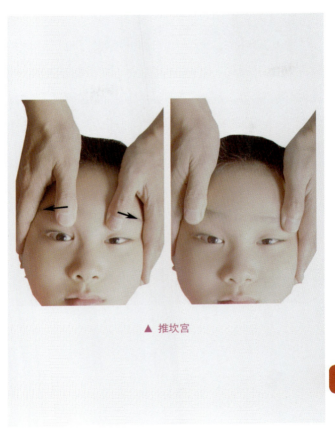

▲ 推坎宫

7. 揉太阳

患儿仰卧位，术者坐于患儿头侧，两手拇指罗纹面紧贴于患儿头部两侧太阳穴（在眉眼后凹陷中）处做环旋揉动，其余四指轻扶于患儿脑后，称为"揉太阳"，反复操作 2 分钟。施术时压力要均匀，动作要协调有节律。此法可有效缓解感冒头痛。

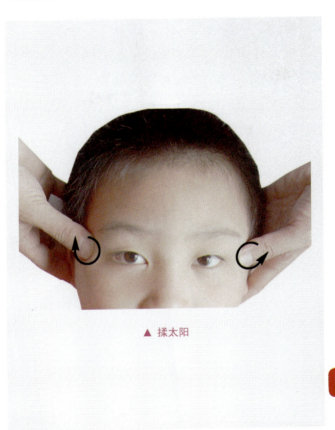

▲ 揉太阳

8. 推肾经

患儿仰卧位，术者站在患儿的侧方，一手扶住患儿前臂，另一手以拇指罗纹面从患儿小指指尖向其指根方向直推，称为"推肾经"，反复操作200次。

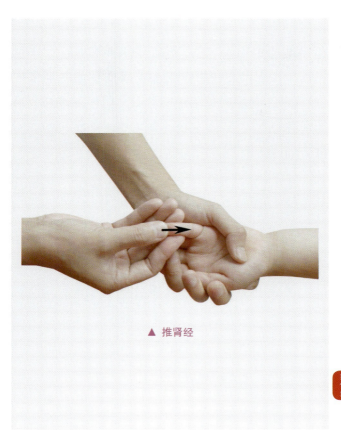

▲ 推肾经

9. 揉涌泉

患儿仰卧位，术者站在患儿的侧方，一手托住患儿足跟，另一手以拇指罗纹面揉患儿涌泉穴（足底部，卷足时足前部凹陷处，位于足底二、三趾趾缝纹头与足跟连线的前 1/3 与后 2/3 交点处）50～100 次。

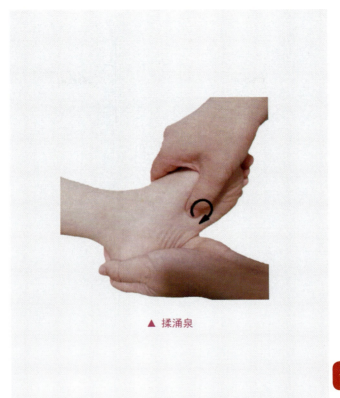

▲ 揉涌泉

10. 捏脊

患儿俯卧位，术者双手食指抵于背脊之上，再以两手拇指伸向食指前方，合力挟住肌肉，捏起，采用食指向前拇指后退的翻卷动作，二手交替向前移动。自长强穴（尾骨端下，位于尾骨端与肛门连线中点处）起一直捏到大椎穴（后正中线上，位于第7颈椎棘突下凹陷中）为1次，反复操作5～6次。注意要直线捏，所捏皮肤的厚、薄、松、紧应适宜，捏拿速度要适中，动作轻快、柔和，避免肌肤从手指尖滑脱。

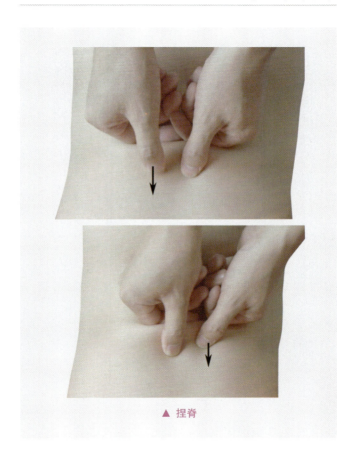

▲ 捏脊

小贴士

健康用眼，坐姿正确，光线适中，劳逸结合，注意营养。勤做眼保健操，也可多做熨眼法，即用劳宫穴热敷眼睛。

具体操作：先将双手搓热，然后闭眼，空掌捂在眼睛上，多停留一会儿即可。

二、小儿肥胖症

小儿肥胖症是指由于能量摄入长期超过人体需要，使体内脂肪堆积过多，体重超过按身高计算标准体重的 20% 的一种营养紊乱性疾病。小儿肥胖症分为单纯性肥胖与病理性肥胖。前者占儿童肥胖的 95%～97%，与生活方式密切相关，多因过食或消耗少所致；后者又称"症状性肥胖"，多能查出原发疾病。

中医认为，本病多由于过食肥甘厚味，以致食积、痰湿内生或素体痰湿体质，脾胃运化失司，日久阻碍气机，脏腑功能失调。

基础治疗手法如下。

第 13 章

1. 补脾经

患儿仰卧位，术者站在患儿的侧方，一手扶住患儿前臂，另一手以拇指罗纹面在患儿拇指末节罗纹面上做顺时针方向的旋转推动；也可以将患儿拇指屈曲，术者以拇指罗纹面循患儿拇指桡侧边缘向掌根方向直推，统称"补脾经"，反复操作100 次。

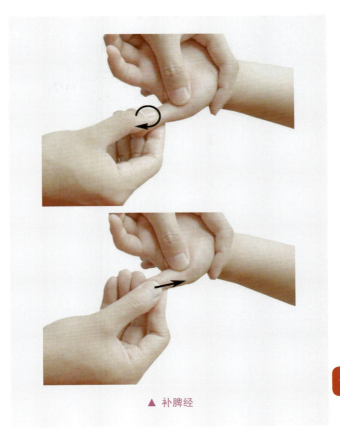

▲ 补脾经

2. 清胃经

患儿仰卧位，术者站在患儿的侧方，一手扶住患儿前臂，另一手以拇指罗纹面在患儿拇指掌侧第一节向指根方向直推，称为"清胃经"，反复操作300次。

3. 退六腑

患儿仰卧位，术者站在患儿的侧方，一手扶住患儿前臂，另一手以拇指或食、中指指面沿着患儿前臂尺侧，从患儿的肘部向腕部直推，称为"退六腑"，反复操作200次。在推动的过程中，指面要紧贴患儿的皮肤，压力要适中。此法对于一切实热证均有效。

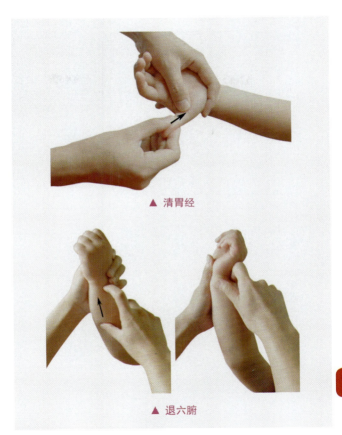

▲ 清胃经

▲ 退六腑

4. 清大肠

患儿抱坐位或仰卧位，术者站在患儿的侧方，一手扶住患儿前臂，另一手以拇指罗纹面在患儿食指桡侧缘，自虎口向食指尖直推100次。

5. 清小肠

患儿仰卧位，术者站在患儿的侧方，一手扶住患儿前臂，另一手以拇指罗纹面沿着患儿小指尺侧缘，自指根向指尖直推，称为"清小肠"，反复操作300次。

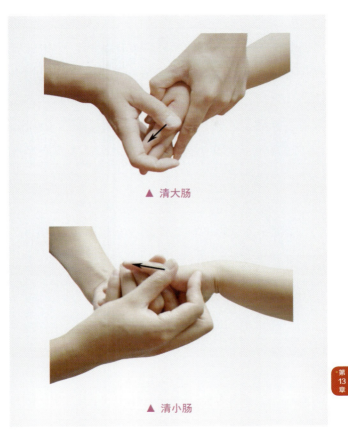

▲ 清大肠

▲ 清小肠

6. 运内八卦

患儿仰卧位，术者站在患儿的侧方，一手扶住患儿四指，使其掌心向上，另一手以食、中二指夹住患儿拇指，并以拇指端自患儿掌根处顺时针方向做环形推动，称为"运内八卦"，反复操作100次。操作时宜轻不宜重、宜缓不宜急，在体表旋绕摩擦推动。

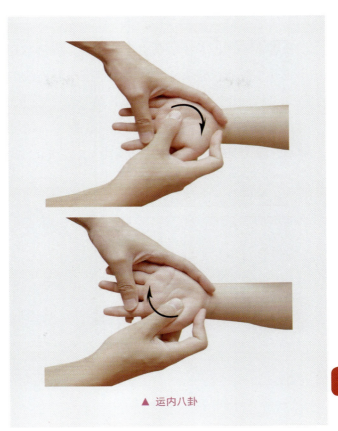

▲ 运内八卦

7. 揉中脘

患儿仰卧位，术者站在患儿的侧方，将手掌轻放于患儿中脘穴（脐上 4 寸，位于剑突与脐连线的中点），沉肩垂肘，以前臂带动腕，顺时针、逆时针间隔反复操作，各 100 下。用力宜轻不宜重，速度宜缓不宜急，随患儿呼吸节律按揉。

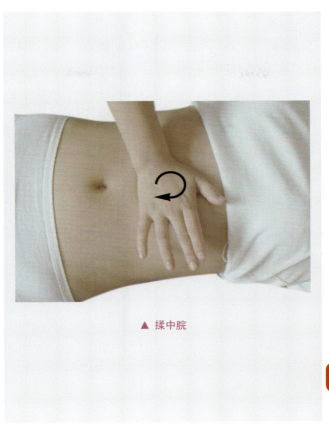

▲ 揉中脘

8. 摩腹

　　患儿仰卧位，术者站在患儿的侧方，将手掌轻放于患儿腹部，沉肩垂肘，以前臂带动腕，按照左上腹、左下腹、右下腹、右上腹的顺序做环形而有节律的抚摩，反复操作约 5 分钟。用力宜轻不宜重，速度宜缓不宜急。在摩腹之前可以在患儿腹部涂抹适量滑石粉，以免摩腹过程中损伤患儿皮肤。

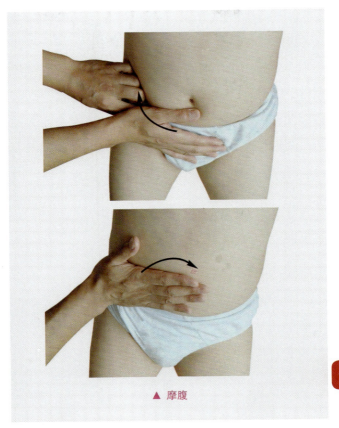

▲ 摩腹

9. 分推腹阴阳

患儿仰卧位，术者站于患儿的侧方，行分推腹阴阳5分钟。施术时双手拇指桡侧缘沿肋弓角边缘或自中脘至脐，向两旁分推至两侧的腋中线，称"分推腹阴阳"。注意，着力部位应紧贴皮肤，压力适中，做到轻而不浮、重而不滞。可以涂抹适量滑石粉以减少操作中对皮肤的摩擦。

小贴士

培养良好的饮食习惯，适当节制饮食，不可暴饮暴食，多食蔬菜、水果及高蛋白食物，少食高糖、高脂肪、高热量食物，少吃快餐及垃圾食品。积极运动，培养小孩的运动兴趣。

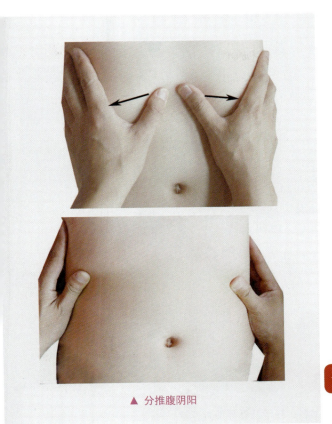

▲ 分推腹阴阳

中 国 科 学 技 术 出 版 社

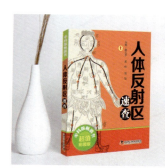

书名：人体反射区速查
定价：**19.80** 元

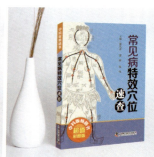

书名：常见病特效速查
定价：**19.80** 元

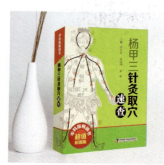

书名：杨甲三针灸取穴速查
定价：**29.80** 元

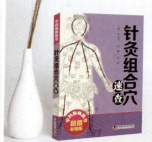

书名：针灸组合穴速查
定价：**19.80** 元